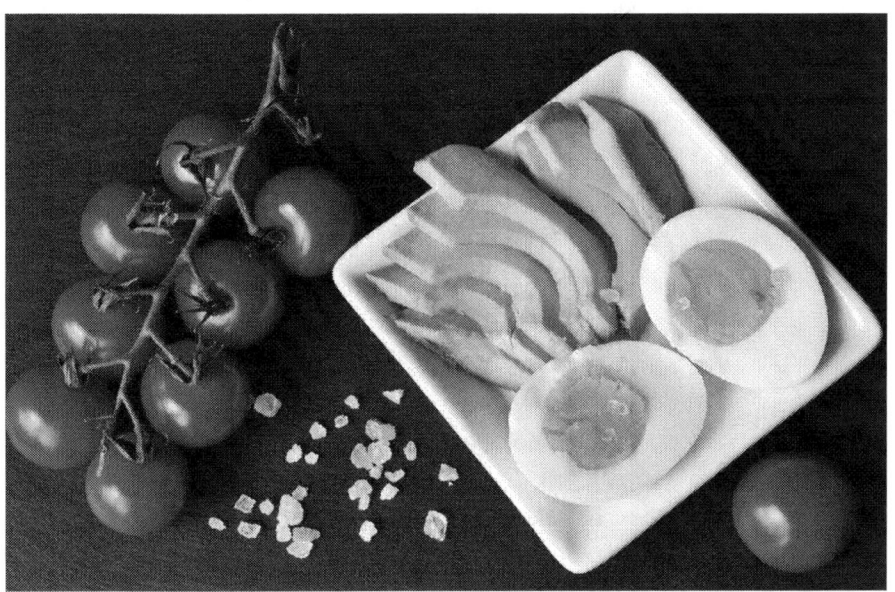

Dieta Keto

Guía para perder peso y quemar la grasa siguiendo los consejos y recetas de la dieta cetogénica.

Emily Stevens y Maria Carmen Domínguez

Copyright 2019 de María Carmen Domínguez y Emily Stevens Todos los derechos reservados.

Este libro no contiene consejos médicos ni prescripciones de ninguna técnica de tratamiento para enfermedades, trastornos, patologías y no reemplaza los consejos médicos. El objetivo del autor es proporcionar explicaciones e informaciones útiles para su búsqueda personal de bienestar, tanto físico como emocional.

El autor declina cualquier responsabilidad. De ninguna manera es legal reproducir, duplicar o transmitir cualquier parte de este documento, ya sea por medios electrónicos o en formato impreso. La reproducción de esta publicación está estrictamente prohibida y no se permite el almacenamiento de este documento a menos que se cuente con el permiso por escrito del autor.

Todos los derechos reservados. La información aquí proporcionada es veraz y consistente, en el sentido de que cualquier responsabilidad, en términos de falta de atención o de otro tipo, por cualquier uso o abuso de las políticas, procesos o instrucciones contenidas en ella, es responsabilidad exclusiva y total del lector receptor.

Bajo ninguna circunstancia se tendrá responsabilidad legal o culpa contra el lector por cualquier reparación, daño o pérdida monetaria debida a la información aquí contenida, ya sea directa o indirectamente. La información aquí contenida se ofrece únicamente con fines informativos y es universal en cuanto tal.

La presentación de la información se realiza sin contrato ni ningún tipo de garantía. Las marcas registradas que se utilizan son sin ningún consentimiento, y la publicación de la marca registrada es sin permiso o respaldo del propietario de la marca registrada. Todas las marcas registradas y marcas dentro de este libro son sólo para propósitos de aclaración y son propiedad de los propietarios mismos, no afiliados con este documento.

Introducción... 1
Capítulo 01 - Dieta Cetogénica ¿Qué es? 7
Capítulo 02 - ¿Cómo funciona la Dieta Cetogénica?. 14
Capítulo 03 - Beneficios de la Dieta Keto 21
Capítulo 04 - Cetonas y Cetosis Nutricional 29
Capítulo 05 - Alimentos permitidos en la Dieta Keto 37
Capítulo 06 - Alimentos a evitar 45
Capítulo 07 - Dieta keto y la Diabetes 53
Capítulo 08 - Consejos para seguir la dieta cetogénica 60
Capítulo 09 - Programar el metabolismo para quemar grasas 67
Capítulo 10 - Plan de comidas de 21 días para bajar de peso 74
Capítulo 11 - Recetas y productos que comprar 101
Conclusión... 122
Referencias.. 126
Introducción... 131
Capítulo 01 – Breve historia de la Dieta Cetogénica 138
Capítulo 02 - ¿Por qué funciona esta dieta?............ 147
Capítulo 03 – Beneficios de la dieta Keto 155
Capítulo 04 – 5 Consejos para bajar de peso en 2 semanas 164
Capítulo 05 - Los alimentos fundamentales para una dieta ceto saludable... 172

Capítulo 06 – Qué alimentos no se recomiendan para esta dieta 182

Capítulo 07 - Reactiva tu metabolismo 190

Capítulo 08 - Menú cetogénico y plan de dieta de 21 días 200

Capítulo 09 - Recetas de comida 231

Capítulo 10 - Preguntas más frecuentes sobre la dieta cetogénica 245

Capítulo 11 - Comienza un nuevo estilo de vida saludable y activo 253

Capítulo Extra: Beneficios del ayuno intermitente combinado con una dieta cetogénica 259

Conclusión 261

Lista de referencias 266

Introducción

De seguro en alguna oportunidad ha llegado a oír el término de la dieta cetogénica. Esa dieta de la que todos actualmente están hablando sin cesar y de la que tú también quieres ser partícipe. Seguro estés totalmente harto de las típicas y aburridas dietas de los nutricionistas ¿Quién no? Estas dietas que nos ponen nuestros médicos de cabecera que no hacen otra cosa que si no sólo provocarnos problemas económicos debido a los elevados costos de los alimentos planteados en ella.

Las personas que están acostumbradas a comer lo que se les da la gana son las que más se ven afectadas por las típicas dietas de los nutricionista ya que están son las que más privan de los alimentos a estas personas en específico ya que requieren bajar por mucho la cantidad de grasa y azúcares que le suministran a su cuerpo.

La obesidad y la dieta

La obesidad es un problema muy grande, tanto así que aproximadamente un cuarto de toda la población mundial la padece y al menos un 5 por ciento de esta padece de niveles mórbidos de la misma, siendo esto los principales propicios a muertes por infartos o fallas respiratorias. Esto desencadena en el cuerpo humano grandes problemas generales, provocando fallos catastróficos en todo nuestro organismo por lo cual es simplemente un agujero con una salida muy fácil pero que sólo pocos logran escapar de ella.

Sé precavido y consume mejor tus alimentos. Haz un plan de dieta adecuado para ti con la ayuda de este grandioso libro que has comprado. La dieta cetogénica es muy buena ya que afecta directamente los almacenes de grasa de nuestro cuerpo y los metaboliza gracias a los grandiosos procesos de lipólisis que ocurren en la misma cuando se produce una reducción del consumo de azúcar pero los depósitos de grasa y los ácidos grasos a través de la beta-oxidación, dando lugar a los diferentes cuerpos cetónicos los cuales serán nuestra principal ayuda durante todo el proceso de la pérdida de peso.

Las cetonas se producen cuando nuestro aporte de carbohidratos (glucosa) se reduce considerablemente. Es el hígado el encargado de producir los cuerpos cetónicos a partir de las grasas que servirán de energía a lo largo del cuerpo y, en especial, en el cerebro. La dieta cetogénica es una de las dietas que utiliza menos carbohidratos pero más grasa en todo el mundo, por lo cual la hace apta para una enorme cantidad de personas que requieren niveles mínimos de proteínas animales por consumir.

La cetosis nutricional

Cuando se activa el proceso de cetosis en el cuerpo, nuestro metabolismo se convierte en un auténtico quemador de grasas profesional, prometiendo a mis lectores bajar por lo menos 4 kilogramos de grasa en menos de 1 mes, ¡Si, has leído bien! En menos de un mes podrás quemar toda esa cantidad de materia inútil que se encuentra almacenada en nuestras piernas, brazos, muslos, nalgas, cachetes, cuello, espalda y entre otras partes del cuerpo.

La obesidad es un problema bastante grave el cual requiere de una gran atención ya que a partir de ciertos niveles de porcentaje de grasa respecto al cuerpo nuestro metabolismo empieza a sufrir problemas para mantener oxigenadas todas las partes de nuestro cuerpo debido al gran tamaño que este empieza a ganar rápidamente. El órgano más afectado por la obesidad es el corazón y es que este es la principal causa de muertes dentro del porcentaje de personas obesas debido a los problemas circulatorios y a la cantidad de grasa en la sangre capaz de detener el flujo de la misma por importantes venas de nuestro cuerpo.

El aumento en la ingesta de energía, está asociado a su vez a un incremento en la variedad y disposición de alimentos de alta densidad energética, al aumento del tamaño de las porciones, a un mayor consumo de bebidas calóricas, al mejoramiento de las propiedades organolépticas de los alimentos y a una alteración del patrón de la ingesta de comida en general; a la par, se ha sugerido que el alto consumo de carbohidratos, especialmente de los simples o refinados, aumenta el riesgo de desarrollar obesidad.

La obesidad incrementa el riesgo de desarrollo de complicaciones asociadas al síndrome metabólico como: dislipidemia, hipertensión arterial, enfermedades cardiovasculares, y resistencia a la insulina, disminuyendo la longevidad y la calidad de vida. Lo anterior, aunado al hecho de que las estrategias dietéticas con las que se cuenta actualmente han mostrado una baja eficacia en la pérdida de peso y mantenimiento de este a largo plazo, ponen de manifiesto la urgente necesidad de una estrategia eficaz y segura que permita tratar la obesidad y evitar el incremento en el desarrollo de las comorbilidades asociadas a esta. En consecuencia a lo anterior, han surgido un gran número de propuestas dietoterapéuticas y se ha adaptado el uso de algunas dietas ya existentes que originalmente eran utilizadas para el tratamiento de otras patologías, con el fin de detener el incremento en la prevalencia de obesidad, ofreciendo tratamientos más eficaces.

Dile no a las típicas dietas

Cuando nos referimos a estas dietas podemos poner como detalle a las dietas proporcionadas por los terapeutas las cuales son los tipos de alimentación que menos contienen hidratos de carbono las cuales también pueden ser denominadas dietas cetogénicas cuyo contenido de hidratos de carbono suele ser inferior a 50-60 g al día. Este tipo de dietas han sido foco de atención, debido a que su asociación a una rápida pérdida de peso y en apariencia sin efectos secundarios; además de que se le han atribuido otros beneficios como una mayor efectividad comparada con las dietas hipocalóricas convencionales.

El aspecto algo negativo de este tipo de alimentación es que absolutamente nadie te dice cuántos gramos de hidratos de carbono debe consumir una persona en promedio para bajar peso, y es que hacerlo es difícil ya que cada cuerpo es un sistema totalmente diferente y elaborar algo estándar es un proceso que no garantizaría bajar de peso satisfactoriamente, por lo tanto lo mejor es analizar nuestro metabolismo y estructura y condición física para adaptar la dieta cetogénica a nuestros objetivos principales.

Esto ha generado polémica y desacuerdo sobre el uso de estas dietas, pues aunque se han realizado múltiples estudios para observar su eficacia y sus efectos tanto benéficos como adversos, los resultados o la interpretación de los mismos difieren bastante entre sí; sin concluir de manera uniforme sobre la relación costo-beneficio de su uso para el tratamiento de la obesidad y la prevención de enfermedades relacionadas con la misma.

Indagaciones anteriores detallan que "hay una disminución del peso eficaz cuando los pacientes siguen una dieta cetogénica o muy baja en hidratos de carbono frente a los competidores que siguieron una dieta más baja en grasa clásico, o inclusive una dieta mediterránea.

El lado positivo que la dieta cetogénica tiene para ti son muy reales, no vas a encontrar en ningún lugar algún régimen alimenticio que te proporcione todas las increíbles propiedades positivas que la dieta keto tiene para tu cuerpo. Empezando con una fuerte desintoxicación de todo tu torrente sanguíneo descartando impurezas y cualquier clase de grasa acumulada con el pasar de los días lo cual es fundamental para personas de edad y/o adultas.

Con la asistencia que te ofrece la dieta cetogénica podrás progresar la calidad de tu vida en conjunción a todos las virtudes que te voy a ir enseñando aspecto a aspecto a lo largo de este espectacular y bien elaborado trabajo de exploración el que llevó bastante tiempo llevar a cabo para lograr entregarte contenido de la preferible calidad y el más atinado.

La dieta cetogénica es una dieta singular la que sin lugar a dudas conseguirá alterar tus hábitos alimentarios para bien, vas a hacer mejor impresionantemente tu sistema digestible y cognitivo merced a las características que la dieta cetogénica solo te da.

En el planeta de la cetosis en esta designación se tienen dentro todas y todas las dietas que inducen al organismo en un estado de cetosis sobre nutrición, fruto de la reducción de carbohidratos, como la dieta Atkins, la dieta Dukan o bien la dieta Paleo.La composición del consumo de macronutrientes de este tipo de dietas fluctúa de un sujeto a otro, siendo más confiable para poder la cetosis sobre nutrición un cálculo gramos/kilo de peso/día en lugar de los habituales porcentajes, de más o menos 1 gramo de carbohidratos/kilo de peso/día para poder una cetosis sobre nutrición moderada, y de medio gramo/kilo de peso/día para poder una cetosis sobre nutrición intensa.

Una buena dieta basada en un excelente porcentaje balanceado de macronutrientes es algo totalmente necesario para las personas que quieran bajar de peso rápidamente. Por lo cual se recomienda un 5 por ciento de carbohidratos que estarán combinados con un porcentaje de 20 a 25% de proteínas animales preferiblemente y por último completaremos la alimentación con un 70% basado en grasa pura. El cálculo de este porcentaje varía de persona en persona así que tómalo como algo estándar.

Uno de los puntos fuertes esenciales de las dietas cetogénicas es elaborar al organismo para la lipólisis, oséa, la síntesis de grasa como fuente primordial de combustible en vez de los carbohidratos, fuente menos eficaz, como vimos, y además, limitada (que nos lo comenten a los maratonianos...).

Evolutivamente este fue el mecanismo que nos permitió la subsistencia, al proporcionarnos energía que se requiere para hacer largos desplazamientos o aguantar épocas de sequías y glaciaciones. Por medio de las dietas cetogénicas se induce al cuerpo en un estado de cetosis (ojo, no cetoacidosis), detectable por medio de la existencia de cuerpos cetónicos presentes en la orina (y medible con tiras reactivas de bajo precio y venta en algún farmacia).

Alabado Sistema Evolutivo

Una vez se inicia el periodo de cetosis en nuestro cuerpo gracias a la alimentación que le proporcionaremos en conjunto a las indicaciones de la dieta cetogénica podremos empezar a notar los cambios en las primeras semanas de haber empezado ya con la dieta cetogénica.

En una dieta cetogénica, todo tu cuerpo cambia su provisión de energía para trabajar de forma exclusiva con grasa, en todo momento. Los escenarios de insulina se reducen y la quema de grasa incrementa radicalmente. Se regresa simple entrar a tus depósitos de grasa en el cuerpo para quemarlos. Por supuesto esto es espectacular si estás intentando de adelgazar, pero hay además otros provecho menos evidentes, como entre otras cosas, tener menos hambre y lograr una provisión permanente de energía. Cuando el cuerpo produce cetonas dicen que está en cetosis. La forma eficaz de poder esto es ayunando —es decir, no comiendo nada— pero por supuesto es imposible ayunar para toda la vida.

Te prometo de palabra que los resultados que obtendrás al momento de aplicar la dieta cetogénica en tu alimentación cotidiana. Todos los beneficios que la dieta cetogénica te ofrece están esperando a que vayas a buscarlos. Mejora la calidad de tu vida controlando lo que comes, créeme que es muy fácil y con la ayuda de este libro especialmente hecho para principiantes tendrás todas las herramientas necesarias para llevarlo a cabo.

No pierdas más tiempo e inicia rápidamente el cambio radical que siempre has querido para tu cuerpo. Sabes que tu organismo lo pide y también sabes que quieres lucir un cuerpo esbelto sin tener que acudir a horribles y complicadas dietas comunes que solo nos niegan alimentos necesarios para el correcto desenvolvimiento de nuestro organismo y metabolismo.

La dieta cetogénica te espera con todas esas grandiosas ventajas que tiene para ofrecerte. Continua leyendo este grandioso libro para que te informes correctamente sobre los distintos avances que la dieta cetogénica tiene sobre nuestro cuerpo, en especial cuando bajar de peso se trata. Con la dieta cetogénica podrás perder todos los kilos que tengas demás y que siempre has querido eliminar definitivamente de tu organismo, dile adiós finalmente a todos esos cauchos, a las piernas grandes, muslos grandes, gorditos de la espalda, gorditos traseros, papada e infinidad de zonas de nuestro templo que tienden a sufrir los estragos directos de comer en exceso, la dieta keto tiene todas las herramientas que necesitarás.

Capítulo 01 - Dieta Cetogénica ¿Qué es?

En este primer capítulo voy a introducirte por primera vez a los términos relacionados a la dieta cetogénica. Aquí podrás conocer una definición más clara de lo que es la dieta cetogénica y todo lo relacionado a ella, sus orígenes, tipos y otras cosas interesantes que te ayudarán en el proceso de pérdida de peso que tanto deseas inmediatamente.

¿Qué es la Dieta Cetogénica?

Si eres una persona bastante curiosa, de esas que pasa horas y horas metida en internet leyendo sobre todos los temas posibles, lo más probable es que hayas escuchado sobre una dieta que no prohíbe el consumo de proteínas, ni comestibles de procedencia animal. Si es la primera oportunidad que escuchas comentar sobre ella, vas a estar un poco desconfiado a eso que digo, por esa razón procederé a argumentar intensamente de que se habla esta habitual dieta con la cual no pasarás hambre.

En términos en general, una dieta cetogénica es una dieta que hace la construcción de cuerpos cetónicos en el hígado, modificando el metabolismo y dando lugar a un descenso en la utilización de las grasas y la glucosa como fuentes de energía. Para cerrar un algo más, la dieta cetogénica es aquella donde se disminuye el consumo de carbohidratos abajo de cierto nivel, comúnmente abajo de 100 g al día, induciendo la construcción de los cuerpos cetónicos. El resto de nutrientes energéticos consumidos, lípidos y proteínas, varían su proporción en funcionalidad de los objetivos que se persigan.

Para las personas que aún no entren en contexto con lo que estoy diciendo cuando me refiero a esto digo no poder comer carbohidratos significa no comer pan, arroz, pasta, patatas, azúcar... Todos estos comestibles son altos en hidratos. No significa que no los consigas comer, pero deberás bajar su consumo al ámbito de 100 g/día, lo que va a hacer bajar además tu energía.

Antes sería bueno aclarar que el vocablo «dieta» tiene relación a todo lo que ingerimos. Y que cuando estamos hablando de la dieta cetogénica, estamos hablando de un tipo de dieta en la cual se puede comer básicamente todo tipo de comestibles de procedencia animal y que limita (Aunque no por completo) el consumo de hidratos de carbono. Y cómo varios ya sabrán, nuestro cuerpo transforma los hidratos de carbono en glucosa, que nuestras células utilizan cómo combustible y consiguen el ATP o la molécula de la energía, esencial para el desempeño de todo nuestro cuerpo.

¿Qué son las Cetonas?

Al producirse una sepa de hidratos de carbono, nuestro cuerpo echará mano de nuestras reservas de grasa para conseguir energía y continuar andando. Este desarrollo en que el cuerpo transforma nuestra grasa en energía, se llama cetosis. Pero observemos un algo más en hondura que sucede a nivel metabólico cuando nos obligamos a bajar y eliminamos los carbohidratos de la dieta. En condiciones "normales", el cuerpo trabaja con una mezcla de carbohidratos, proteínas y grasas.

Cuando se eliminan los hidratos de carbono de la dieta, las reservas de estos, tanto en el músculo como en el hígado, se agotan de manera rápida. Consecuentemente, el cuerpo se ve obligado a hallar un combustible alterno para proveer energía.

La clave de estas dietas está en que el combustible alterno del que les hablaba está compuesto por ácidos grasos libres (grasas) que tienen la posibilidad de ser usados por la mayor parte de los tejidos en el cuerpo, pero no por todos. Entre otras cosas, el cerebro y el sistema nervioso no tienen la capacidad de usar los ácidos grasos libres como "gasolina", no obstante, sí tienen la posibilidad de usar los cuerpos cetónicos.

Los cuerpos cetónicos son sustancias producidas cuando los ácidos grasos libres no se utilizan por completo en el hígado, es decir, un combustible derivado de la grasa que puede ser utilizado por tejidos como el cerebro y el sistema nervioso que no pueden "alimentar" a los ácidos grasos libres.

¿Qué ocurre en nuestro organismo cuando los cuerpos cetónicos se originan en exceso?

En esta situación, nuestro cuerpo entra en un estado metabólico conocido como cetosis. Es decir, hay una disminución en el uso y la producción de glucosa y, en paralelo, hay una disminución en la degradación de proteínas que se reserva para su uso como fuente de energía.

Esta es una de las razones por las cuales muchas personas se sienten atraídas por variantes de regímenes alimenticios como este, ya que son estos los que provocan una eliminación efectiva de la grasa almacenada sin tener que perder directamente la masa muscular (perder o perder grasa sin perder masa muscular).

El origen de la Dieta Cetogénica

El ser humano está preparado para seguir estas dos formas de dieta. Durante 2,000,000 de años, el homo sapiens alteró las dos formas de sobrevivir. Pero desde la aparición de la agricultura y especialmente en los últimos 100 años, el consumo de carbohidratos se ha disparado, las personas nunca siguen una dieta cetogénica, solo estamos en glucólisis permanente, lo que conduce a una serie de problemas que describiré más adelante.

Por lo tanto, una dieta cetogénica es un sistema de alimentación en el que cortamos el grifo de glucosa infinito con el que inundamos nuestro cuerpo diariamente y ponemos en marcha la maquinaria de cetonas.

Los carbohidratos son adictivos porque cuando los humanos evolucionaron eran escasos. Por lo tanto, el cerebro está ansioso por encontrarlos, por salir de la rutina de proteínas y grasas (carne, huevos y pescado que son la base de la dieta). Por eso valoramos tanto las frutas, es casi innato. Cuando el hombre paleolítico encontró frutas (de estación obvia), las hinchó porque desaparecerían rápidamente y volvería a la cetosis.

El descubrimiento vital de acetonas clave en el proceso.

Fue en 1921 que el endocrinólogo Rollin Woodyatt observó que el hígado produjo tres composiciones de β-hidroxibutirato y acetoacetato solubles en agua (juntas llamadas cuerpos cetónicos) como resultado del hambre o seguidas de una dieta rica en grasas. y baja en carbohidratos. Russell Wilder, de la Clínica Mayo, llamó a esto una "dieta cetogénica" y la utilizó como tratamiento para la epilepsia, también en 1921.

Investigaciones adicionales en la década de 1960 mostraron que los triglicéridos de cadena ambiental (MCT) producen más cetonas por unidad de energía porque se transportan rápidamente al hígado a través de la vena porta hepática en comparación con el sistema linfático.

En 1971, Peter Huttenlocher desarrolló una dieta cetogénica, en la que el 60% de las calorías provenían del aceite MCT, lo que permitió la inclusión de más proteínas y carbohidratos en comparación con la dieta cetogénica original, lo que significa que los padres podrían preparar comidas más agradables. a sus hijos con epilepsia. Muchos hospitales también adoptaron la dieta MCT en lugar de la dieta cetogénica original, aunque algunos usaron una combinación de ambos.

La Dieta Cetogénica aplicada para Culturistas

Los culturistas no están en contra de los carbohidratos, ya que aquellos que piensan que son perjudiciales para la salud y que solo se deben consumir grasas para prevenir la obesidad, es importante saber cómo usarlos para que la dieta cetogénica sea efectiva y ayude a lograr propósitos estéticos.

Deporte Después de varios años de experiencia en este tipo de alimentos, el público finalmente comenzará a comprender los procedimientos que deben seguir para convertirse en uno de los pilares de sus vidas. Sin duda creemos que es uno de los mayores descubrimientos de nutrición del siglo XX.

Carbohidratos Esenciales

Hasta ahora, la información sobre las dietas cetogénicas ha proporcionado una visión muy vaga de cómo usarlas continuamente y ha ignorado aspectos importantes como la disciplina y los objetivos para lograr un cuerpo perfecto. Los carbohidratos utilizables son un concepto que la mayoría de los culturistas ignoran.

Si bien es esencial comprender cómo el cuerpo procesa las diferentes variedades de este macronutriente y cuáles realmente lo sirven, las personas que persiguen ciertos objetivos a menudo comen atún al vapor con brócoli cada dos horas todos los días y sin duda porque consideran que es la comida. Los medios para un fin, no el fin en sí mismo o tu razón de vivir. El quid de la cuestión es hacer que el cuerpo actúe como y cuando lo desee.

Los carbohidratos utilizables son una forma de incorporar una cierta cantidad de este macronutriente en su dieta, que dependerá más o menos de la reacción de su cuerpo para que se sienta como personas normales. Este tipo de carbohidratos incluye azúcar y almidón en ciertos alimentos, pero no alcohol ni fibra. Así que no te dejes engañar. Los dos últimos productos son sintéticos y te ayudan a perder entre 10 y 14 libras y te hacen sentir bien, pero no son carbohidratos verdaderos.

Tipo de Dietas Cetogénicas

La dieta cetogénica es exactamente lo que muchas personas necesitan para lograr una excelente figura en muy poco tiempo. Entiéndame: no se trata de cuatro o cinco días, pero si sigue la estricta fase de inducción, que también forma parte de la dieta Atkins y South Beach, su cuerpo experimentará una pérdida de peso significativa durante un período de tiempo. 10 y 14 días.

Dado el exceso de peso que los culturistas alcanzaron fuera de temporada a principios de la década de 1990, era solo cuestión de tiempo antes de que las dietas cetogénicas volvieran a la fama. Es por eso que casi no hay atletas con tales trastornos alimentarios hoy. Puede haber culturistas hinchados, pero este es un problema corporal diferente.

Adherirse a este tipo de nutrición es seguir una dieta para inhibir la resistencia a la insulina y promover su sensibilidad. Este cambio varía con la condición inicial del individuo. Cuando el cuerpo responde más normalmente a los alimentos, es conveniente cambiar la estrategia. Afortunadamente, el campo de las dietas cetogénicas tiene varias opciones para esto.

Estos son los tres tipos de dieta cetogénica:

Dieta cetogénica estándar: esto es lo que Atkins explica en la primera etapa de su dieta, la fase de inducción, en la que solo debe consumir alimentos bajos en carbohidratos que puedan usar para permanecer. La ingesta de estos nutrientes no aumenta ni disminuye, es decir, no hay días de ingesta alta seguidos de otros de bajo consumo. De hecho, es la variedad nutricional la que debe adoptarse como un estilo de vida, no como una dieta.

Dieta cetogénica cíclica: se caracteriza por el proceso de carga y descarga de carbohidratos a partir de un patrón cíclico. La forma más común de hacer esto es consumir carbohidratos bajos (para que el cuerpo use todo el glucógeno almacenado) durante dos o tres días, luego aumente su consumo durante uno o dos días y repita el ciclo. También tiene la opción de aplicar esta táctica a un solo día. En este caso, debe cargar su cuerpo de carbohidratos antes de las 2 pm y descargarlo más tarde.

Dieta cetogénica dirigida: aquí, solo los carbohidratos se ingieren en ciertos momentos del día. Lo más normal es que su consumo se limite a los momentos cercanos al entrenamiento. De esta manera, el cuerpo los usa rápidamente y bloquea la acumulación de grasa porque evita el aumento de insulina y evita la circulación a través del sistema.

Es el tipo de dieta que la mayoría de estos 26 millones de estadounidenses siguen hasta cierto punto, según la revista Time. Es un plan mucho más sabio para las personas que están predispuestas a la resistencia a la insulina y que también tienden a tener sobrepeso o tener altas concentraciones de grasa corporal. También es para aquellos que saben que un estilo de vida basado en el consumo reducido de lípidos no es compatible con sus hábitos alimenticios.

¿Las dietas que incluyen una ingesta reducida de grasas son buenas para todos?

Algunos lo dicen, pero los estudios han demostrado que los lípidos, siempre que no sean grasas trans o saturadas, favorecen las funciones corporales, mejoran el metabolismo y garantizan la salud en general. La ingesta equilibrada de ácidos grasos de calidad se traduce en altos niveles de energía y pérdida de peso constante. Lo importante de todo es bajar de peso a toda costa sin poner en juego nuestro bienestar.

Capítulo 02 - ¿Cómo funciona la Dieta Cetogénica?

Nuestro cuerpo generalmente obtiene energía de la glucosa; cuando se agota, comienza a obtenerlo de las grasas; Pero, ¿qué sucede cuando el cuero no encuentra glucosas? Comienza a quemar grasa. Esta es la lógica de la dieta cetogénica: que el cuerpo no encuentra carbohidratos y se encuentra en un estado permanente de quema de grasa.

Para aquellos que desean perder peso, es importante que sigan esta dieta solo por cortos períodos de tiempo, que no excedan los 50 días, ya que esto puede conducir a una mala salud y falta de nutrientes esenciales. Es importante no hacer esto si tiene problemas de salud como hipertensión, colesterol alto, problemas cardíacos, diabetes, entre otros.

Dieta Keto Full de Nutrientes

Conociendo y conociendo los aspectos positivos y negativos de esta dieta ahora, la compartiremos con usted. Si tiene preguntas sobre si su cuerpo es lo suficientemente saludable como para llevar a cabo la dieta cetogénica, le sugerimos que consulte a un nutricionista.

Aunque la dieta cetogénica consume alimentos que no se encuentran comúnmente en otras dietas para bajar de peso, en realidad es muy estricta y se recomienda realizarla bajo supervisión médica, que debe consultarse sobre cualquier suplemento nutricional para evitar problemas de salud.

Amplio catálogo de comidas para disfrutar

Si le resulta difícil imaginar platos que se ajusten a la dieta cetogénica, puede buscar en las librerías o en Internet, completar los planes con recetas para cada día. Es importante que amplíe la información, ya que en la mayoría de los casos esta dieta cambia cada diez días, incorporando algunos alimentos y eliminando otros.

La dieta cetogénica no incluye indicaciones de una rutina de ejercicio adecuada para este tipo de dieta. Es probable que durante los primeros días de su dieta le falte energía; por lo tanto, realice solo la actividad física que cree que puede mantener.

¿Por qué la Dieta Keto logra que eliminemos grasa?

Por lo general, los hidratos de carbono hallados en los comestibles se convierten en glucosa, que después sirve para dar de comer al cuerpo por medio del suministro inmediato de energía. No obstante, al ingresar en cetosis, el hígado transforma las grasas en ácidos grasos y cuerpos cetónicos que son usados de esta manera que las grasas.

Para lograr y sostener la cetosis, se debe limitar considerablemente el consumo de hidratos de carbono diarios y remplazarlos por proteínas y grasas. Así, estas dando permiso que tu cuerpo obtenga energía de una manera bastante más favorable.

En la dieta cetogénica, el cuerpo, al verse imposibilitado de utilizar hidratos de carbono, se ve obligado a utilizar grasas en su lugar. Un apunte muy atrayente, es que este cambio de desempeño en el cuerpo no solo asiste para tratar epilepsia, se demostró que además podría contribuir a tratar varios trastornos neurológicos.

Crear un estado de cetosis se encuentra dentro de las formas más servibles de quemar depósitos de grasas persistentes. Varios fisicoculturistas afirman que esta dieta es muy eficiente para achicar los porcentajes de grasa en el cuerpo en el cuerpo.

¿Cuál es el proceso que hace que funcione esta dieta?

Proporcionando al lector otro punto de vista puedo decir que el proceso para que la dieta keto funcione se conoce con este nombre a un patrón que disminuye totalmente la proporción de carbohidratos, primando las grasas y proteínas dentro de la dieta. Este patrón sobre nutrición busca la cetosis, un desarrollo fisiológico natural en el cual el cuerpo crea unas sustancias conocidas como cuerpos cetónicos desde las grasas y gracias a un déficit de glúcidos.

La cetosis consume grasas para conseguir energía de forma ligera pero menos eficaz que el metabolismo "convencional", como la beta oxidación de las grasas o el período de Krebs y la glucólisis. Esto se traduce en un incremento del gasto calórico, por ser más ineficiente, lo que puede contribuir a achicar la acumulación de grasas y glucógeno. Además contribuye a vigilar los escenarios de glucemia, o azúcar en sangre.

En otras expresiones, en su ineficiencia reside una de las causas de su efectividad puesto que necesita de más grasas para producir la misma proporción de energía.

Concretamente, la cetosis hace aparición cuando por el momento no hay glúcidos en sangre, de forma que la célula empieza a crear sustancias de consumo ágil desde los ácidos grasos: los populares como cuerpos cetónicos. Algo que debes tener en claro es que los elementos que conforman la cetosis es el siguiente: El ácido acetoacético o ácido betahidroxibutírico. De manera natural, en condiciones de ayuno, el cerebro esta con la capacidad de consumir hasta un 75% de estos, si no hay glucosa utilizable. Si inducimos la cetosis reduciendo la proporción de glúcidos, en el final, va a ser el resto del cuerpo el que consumirá estos cuerpos cetónicos generados desde las grasas.

Debes tener en cuenta que…

Una dieta cetogénica puede ocasionar resultados consecutivos. Si tienes anomalías de la salud coronarias, hipertensión, anomalías de la salud renales o diabetes, la dieta cetogénica puede incrementar tus peligros de padecer resultados consecutivos. Las adversidades tienen dentro deshidratación, agotamiento del calcio y probables inconvenientes renales. Además, probablemente halla deficiencia de algunas vitaminas y minerales y requerirse suplementación. Si consumes enormes proporciones de carne roja como fuente de proteína, su contenido elevado de grasas saturadas y colesterol va a aumentar tu peligro de contraer anomalías de la salud coronarias.

Una dieta cetogénica es baja en carbohidratos y alta en proteínas y grasa. Date cuenta que cuanto más grande sea tu consumo de carbohidratos al inicio, más tiempo necesitas de adaptación a la dieta cetogénica. Si tienes el cuerpo habituados a utilizar la glucosa como combustible, va a llevar más tiempo para que te adaptes a utilizar cetonas y ácidos grasos como combustible, pero una vez esta amoldación se produce la mejoría en los escenarios de energía es muy destacable. Mentalmente nos encontramos más activos, hay menos hambre y aguantamos más horas realizando ejercicio sin cansarnos.

¿La Dieta Keto puede causarnos efectos no deseados?

Y la respuesta, es como la mayoría de las veces, es dependiente. Precisamente, los primeros estudios hallaron que, a corto período (la semana 1-3), las dietas bajas en hidratos de carbono tienden a provocar algunos inconvenientes. Los estudios a corto período (por lo general, de una semana de duración) tienden a reportar decrementos en miles de cosas, introduciendo el desempeño cognitivo. Empíricamente, de esta forma, varios reportan fatiga, letargo y una clase de lastre cognitivo hasta que se ajustan a la dieta (el cerebro se ajusta a la utilización de cuerpos cetónicos como combustible a lo largo de los primeros 3 meses).

Me agradaría indicar que la suplementación a partir de sodio, potasio y magnesio tienen la posibilidad de asistir relevantemente a ayudarnos a achicar la supresión de la sensación de fatiga. De esta forma, para la mayor parte de la multitud que no esté familiarizada con el rastreo de dietas, no la recomendaría comenzar una dieta cetogénica, debido a que lo verdaderamente posible es que nos logre provocar inconvenientes.

Pero ¿qué pasa con alguien que ha conocido ajustarse a estar en cetosis? No frecuenta haber enorme alteración en su salud. Varias personas, que se acostumbran a trabajar en este estado, se ha analizado que el cerebro puede llegar a operar muy mejor en este estado. Yo no podría decir el mecanismo, esto es sólo una de esas cosas de auto-reporte. Pero tiende a ser muy variable (y no puedo suponer en ninguna estudios que han examinado el desarrollo cognitivo luego de la amoldación a la larga de las dietas bajas en hidratos de carbono).

Otro de los efectos que ha informado las dietas cetogénicas, de hecho, es que la multitud que las sigue tiende a estar somnoliento en todo el día, en particular el 1-2 día de ingesta alta de hidratos de carbono. Una buena parte de la población mundial tiende a permanecer agotados o cansados por gran parte del día a menudo, no pudiéndose remover esa sensación no durmiendo como corresponde.

¿Hay alguna prueba o estudio científico que apoye la teoría de la Dieta Keto?

Varias averiguaciones como estas patrocinadas por la facultad de Cambridge, este macroestudio en todo el mundo o este metaanálisis del Centro de Exploración de la Epidemiología de la Obesidad han comprobado que una dieta baja en glúcidos, alta en proteínas y que basa su aporte energético en grasas, asiste para adelgazar y mantenerlo en el tiempo, de esta forma como otros provecho.

Aunque varios de los estudios avisan de la necesidad de llevar a cabo averiguaciones en un largo periodo, lo cierto es que los hechos siempre demuestran los verdaderos efectos de estas dietas duran, por lo menos, un año. Pero, en adición a lo relacionado con la pérdida de kilos y la supervisión de nuestra masa corporal, la dieta cetogénica además podría trabajar por otras cuestiones. Entre otras cosas, las pruebas además han resaltado su herramienta para suprimir el apetito, lo que ayudaría al control.

Otro de los provecho asociados a la dieta cetogénica es su eficacia en el momento de vigilar el nivel de glucemia, o azúcar en sangre. Los estudios completados con pacientes que sufren de diabetes han comprobado su efectividad para hacer mejor el metabolismo de glúcidos, lo que puede contribuir a regular la patología o, en caso de no padecerla, a prevenirla.

También lo previo, raramente, la dieta cetogénica además exhibe el potencial de impedir el deterioro cognitivo, aunque no se conoce precisamente el mecanismo y la mayor parte de estudios se realizaron en ratas. Eso sí, los estudiosos trabajan con la conjetura de que el control de azúcares podría estar relacionado con este suceso.

¿Sabes lo que es la Cetoacidosis? ¡Hay que evitarla!

Sin importar el provecho nombrado, hay un caso en el que la cetosis puede volverse en nuestra contra, y es cuando causa una cetoacidosis. La cetoacidosis se origina principalmente cuando existe un exceso de cetonas o cuerpos cetónicos en nuestra sangre.

Aunque la sangre tiene alguna aptitud de admitir la alteración de pH, si este cambia radicalmente se puede ocasionar un inconveniente sistémico serio. Por ejemplo cosas, la sangre requiere de un rango concreto de pH para hacer el trueque de oxígeno. Ante una acidificación con niveles superiores a los normales, nuestra sangre no podrá aceptarlo de la mejor manera y por ende sus niveles de oxígeno y nutrientes disminuirán progresivamente.
Además, hace otra serie de inconvenientes y lesiones a nivel celular cuyas secuelas tienen la posibilidad de ser muy negativas. Afortunadamente, la cetoacidosis no tiende a ser un riesgo inmediato, y su aparición se aprecia en numerosas secuelas paulatinas: como entre otras cosas olor cetónico en

el aliento, la orina y los genitales; cansancio, malestar, nauseas... Los peores casos de cetoacidosis, los que resultan realmente peligrosos, suceden asociados a inconvenientes metabólicos, como la diabetes.

Para un individuo sana, llegar al caso de la cetoacidosis aguda no es simple, más allá de que se puede rozar en numerosas oportunidades el exceso de cuerpos cetónicos, cosa que percibiremos por los indicios que decíamos. En caso de sufrir algún trastorno metabólico o patología, es preferible no realizar este tipo de régimen alimenticio, a pesar de que hay chance de adoptarlo con el apoyo de un experto.

Conclusión del primer capítulo

Sin dudas les debe haber quedado bien en claro cómo es que trabaja el proceso de cetosis involucrado dentro de la dieta cetogénica, que todas las ventajas ofrecidas y presentadas son reales y están esperando sólo a que vayas a por ellas. Una de las top características de esta dieta keto como todo buen régimen alimenticio es que no pretende hacer milagros en cortos periodos de tiempo como otras lo dicen.

Lo que si te ofrece son grandiosos resultados para tu estado físico, tu metabolismo, salud mental y otros aspectos que sencillamente te harán amarla por completo. Cuando hablamos de otros tipos de dietas keto que presenten características similares, no nos saldremos de ninguna forma de los beneficios originales, gracias a que el origen de la cetosis radica específicamente en nuestro cuerpo primitivo.

Capítulo 03 - Beneficios de la Dieta Keto

Hasta el momento hemos hablado de todas las bases, palabras y procesos necesarios que hacen a la dieta keto un hecho real, no hemos tocado aún con exactitud y precisión cuales son los maravillosos beneficios que la dieta cetogénica tiene para ofrecernos y para esto está éste capítulo en el cual te enseñaré todo lo que hay que saber sobre el comportamiento y los resultados que se obtienen en el cuerpo humano al momento de aplicar una dieta cetogénica aplicada durante un periodo mediano de tiempo.

¿Sabes qué es lo que hace que la Dieta Keto nos aporte tantos beneficios?

Sé que ya he hablado sobre el proceso que hace posible la dieta cetogénica pero me veo en la necesidad de volver a explicártelo con otras palabras debido a que esto es muy pero muy importante al momento de comprender el significado de lo que nuestro cuerpo estará a experimentar cuando iniciemos nuestro propio proceso de cetosis.

La dieta cetogénica busca que el hígado genere cetonas suficientes para ser utilizadas como fuente energética. A esto se le llama cetosis. Por lo regular, el cuerpo humano produce insulina para conseguir energía. No obstante, esto puede ocasionar picos de glucosa cuando comes hidratos de carbono en exceso o cuando tu estilo de vida no es saludable. Para que esto ocurra de la forma precisa es considerable integrar comestibles ricos en grasas animales y vegetales de excelente calidad.

Para bastante gente, adelgazar no es simple, pero todavía más complicado es seguir estando cuando se ha perdido peso. Esto sucede porque en el cuerpo se generan adaptaciones bien conocidas: "Aumenta el hambre y desciende el metabolismo, con lo que incrementa la inclinación a recobrar la grasa".

Las Dietas Bajas en Carbohidratos

Las dietas bajas en hidratos de carbono fueron objeto de enfrentamiento a lo largo de 50 años. El punto definitivo de la confrontación fue en los años 50, cuando distintos investigadores estaban convencido de que la causa de las anomalías de la salud cardiovasculares era la grasa, pero además se decía que insistiendo en que el inconveniente era el azúcar. A lo largo de varios años, ganó la proposición del primero, con la asistencia inestimable de la industria alimentaria, y empezó el desarrollo de demonización de las grasas y glorificación de los hidratos de carbono.

Las dietas bajas en hidratos de carbono fueron acusadas de incrementar el colesterol, ocasionar anomalías de la salud cardiovasculares, y producir perjuicios en el hígado y los riñones, por ejemplo varias cosas.

Como decíamos, la cetosis es un estado metabólico en el que el organismo privado de los carbohidratos como fuente principal de glucosa para la obtención de energía, se ve obligado a conseguir energía desde el metabolismo de la grasa.

"El glucógeno es lo primero que se va"

Cuando privamos al organismo de la los carbohidratos, el organismo, lo primero que hace es tirar del glucógeno que tiene almacenado en el hígado como primer recurso. Cuando se consume todo ese glucógeno, el organismo comienza a consumir los ácidos grasos y en ese desarrollo es en el que se generan los cuerpos cetónicos que le dan nombre a este estado.

La liberación de estos cuerpos cetónicos de forma masiva, puede ser muy arriesgado, ocasionar perjuicios en órganos o inclusive la desaparición. El estado metabólico de cetosis, puede estar provocado además por diabetes, alcoholismo o como nos encontramos describiendo, una dieta baja en hidratos de carbono.

La proporción de carbohidratos en la dieta cetogénica tiende a ser muy abajo de los escenarios sugeridos en una dieta saludable que son en entre el 50 y 60% de las calorías totales, y pasa a ser de solamente el 10% o inclusive menos de las calorías del día a día.

Beneficios de la dieta keto

La dieta cetogénica disminuye la grasa en el cuerpo acumulada en exceso

En la dieta cetogénica, las grasas son aprovechadas como energía en vez de seguirse juntando. Esto quiere decir que, con el transcurso del tiempo, las reservas que se han desarrollado comenzarán a ser usadas y perderás peso.

Por favor, jura complementar esta dieta con ejercicio para estar seguro de tonificar músculos y evadir la flacidez. Además, es sustancial que al instante de comenzar esta dieta, te asesores con un nutricionista para que te explique los especiales tipos de grasa que puedes integrar y las proporciones.

Se estabilizan la insulina presente en tu sangre

El incremento de cetonas decrece el azúcar en la sangre, prestando asistencia a hacer mejor la resistencia a la insulina y disminuyendo los peligros de sufrir diabetes tipo 2. Es más: te sugerimos que pruebes esta dieta si tu médico te indicó que tienes prediabetes o trastorno metabólico. Si es tu caso, además puedes hacerle una pregunta sobre lo bueno que te resultaría integrar un suplemento de cetonas. Hay algunas ediciones comerciales que tienen la posibilidad de apresurar el desarrollo de regulación de glucosa. No obstante, ten en cuenta que es poco aconsejable consumir suplementos y medicamentos sin supervisión de un experto.

Pierdes peso

La dieta cetogénica es increíble para adelgazar porque disminuye el apetito y la ansiedad por comer. En adición a esto, cuando comemos más grasas saludables y proteína animal nuestro cuerpo poco a poco dejará de depender del azúcar o glucosa como fuente energética y te vas a sentir saciado con menos calorías. Al ser una dieta donde se metaboliza la grasa por la baja ingesta de hidratos de carbono, la gente con sobrepeso tienen una reducción de su peso muy ágil y sin peligro de perder masa muscular. Tan solo te sugerimos que mantengas los buenos hábitos una vez logrado tu propósito.

Mejora los nutrientes de tu sangre

Al tener un menor consumo de hidratos de carbono, los triglicéridos en la sangre se mantienen normales y los escenarios de la lipoproteína HDL o colesterol bueno incrementan. Esto se traduce en:

- Menor peligro de sufrir anomalías de la salud cardiovasculares
- Menor peligro de obstrucción arterial
- Normalización de los escenarios de la presión sanguínea

Para que estos efectos verdaderamente estén presentes, es sustancial que las carnes que elijas sean magras. O sea, con la menor proporción de grasa viable. Además, los aceites y comestibles grasos tienen que ser de excelente calidad.

Te vas a sentir más saciado comiendo menos

Ya que la dieta cetogénica supone un consumo excesivo de proteína, tu cuerpo va a estar saciado por más horas con menos alimento. Esta es otra causa más por la que perderás peso.

Ventajas de la dieta keto desde otro punto de vista

En estudios en los que se ha relacionado la disminución del peso que se obtiene con ambas variantes de regímenes alimenticios tanto como la dieta keto y las hipocalóricas, se comprobó que las dos tienen básicamente el mismo resultado aunque en algunas ocasiones, la dieta cetogénica consigue una disminución del peso levemente superior.

La dieta cetogénica, donde se limita además el consumo de grasa animal, acostumbra tener muy excelente resultados en el momento de hacer mejor los escenarios de colesterol en sangre, pero este resultado además varía de unas personas a otras, sin tener pruebas definitivos de qué es lo que provoca que en algunas ocasiones los escenarios de colesterol bajen y en otros no.

El apunte primordial a tomar en cuenta de las dietas cetogénicas frente a las hipocalóricas es que con la liberación de los cuerpos cetónicos en el organismo se apoya de manera muy acusada la reducción del apetito, lo que incentiva más todavía la disminución del peso puesto que se come menos al tener las proteínas un prominente poder satisfactorio.

Otra virtud que tiene la dieta cetogénica es que la disminución del peso que se obtiene es en su enorme mayoría de grasa puesto que como probaron numerosos estudios la masa muscular acostumbra seguir estando intacta cosa que no tiende a suceder con otro tipo de dietas.

¿Existe algo negativo en la Dieta Cetogénica?

Gracias a que la mayor parte de las dietas cetogénicas reducen totalmente la cantidad de vegetales verdes y frutas naturales, nuestro metabolismo percibe una pequeñísima parte de todas las vitaminas, fibras esenciales y minerales que están tan presentes en estos alimentos que acabo de mencionar. Esto se podría arreglar tomando un suplemento vitamínico si se ejecuta esta clase de dieta.

Al tomar tan poca fibra, otra de las secuelas es que acostumbra manifestarse estreñimiento, con lo que es aconsejable tomar alguna clase de infusión que tenga efectos laxantes como tiene la posibilidad de ser la malva o el olivo. El salvado de avena además se sugiere para evadir este trastorno en la dieta Dukan, entre otras cosas.

Otro inconveniente que puede manifestarse es el mal aliento producido por el incremento de cuerpos cetónicos en el organismo y en varias personas cansancio y fatiga al suprimir los carbohidratos. Es una dieta complicada de continuar, dado que los carbohidratos están muy presentes en nuestra vida diaria, por lo cual muchas personas la terminan abandonando.

Al poner al hígado en estado de sobrecarga dado que debe trabajar el doble para hallar energía, no está sugerida para personas que tengan inconvenientes hepáticos como hígado graso, entre otras cosas, ni en personas que tengan inconvenientes cardíacos dado que en algunas ocasiones el estado de cetosis prolongado ha producido estados de arritmia. En algunas ocasiones, se ha producido descenso en la aptitud de atención y concentración al privar al cerebro de la glucosa que se obtiene de los carbohidratos que es su fuente primordial de energía.

Existen ciertas circunstancias excepcionales en las cuales como lo mencioné en el capítulo anterior se producen efectos secundarios como la cetoacidosis en caso de que los cuerpos cetónicos generados en nuestro organismo aumenten de tal forma que abarroten nuestra sangre de ellos. Este efecto puede causar estragos en nuestros órganos y también en casos apartados pueden inducirnos al peligroso estado vegetal. Cuando quieras someterte a este tipo de dieta es imprescindible que te sientas en buen estado físico y con una salud decente en la cual evites cualquier tipo de afección como una gripe o fiebre. Existen casos en los cuales las enfermedades del sistema renal o hepático pueden verse afectados seriamente por la dieta keto.

Otros posibles efectos secundarios

Te sentirás un poco incómodo

Debido a que su cuerpo necesita acostumbrarse al uso de cetonas en lugar de insulina, las primeras semanas pueden ser un poco difíciles. Esto también se debe a que sus niveles de glucosa se están estabilizando, especialmente si es diabético con un control glucémico deficiente. Por esta razón, es importante que mantenga una comunicación cercana con su médico y nutricionista para responder cualquier pregunta.

Sufrirás de dolor de barriga con estreñimiento

Las personas que comienzan una dieta cetogénica a veces no incluyen la cantidad correcta de verduras. Si esto sucede, notará problemas para evacuar correctamente.

La forma más efectiva de combatir el problema es consumir suficiente agua al día. Además, debe aumentar conscientemente la cantidad de alimentos ricos en fibra. Si no quiere comer o no le gustan las verduras, pregúntele a su médico o nutricionista si puede tomar un suplemento de fibra. Esto puede variar desde un laxante hasta suplementos de linaza en polvo y similares.

El agotamiento estará contigo de vez en cuando

Con esta dieta, su cuerpo recibirá menos energía en forma de glucosa. Por lo tanto, no sería raro que se acostumbrara a quemar grasa. En este proceso de aprendizaje, puede sentirse cansado o impotente todo el tiempo. Si trabaja demasiado, intente reducir su intensidad durante las primeras semanas y haga que una compañía vea que todo va bien hasta que se acostumbre.

Sin dudas todo lo bueno también tiene su lado no tan positivo que digamos. Pero créeme que con todos los beneficios y ventajas que te ofrece la dieta keto vale totalmente la pena, además los efectos secundarios que acabo de mostrarte no se representan en todas las personas y cuando sucede solo afectan por cortos periodos de tiempo, así que no pierdas más tiempo y comienza a cambiar tu vida.

Capítulo 04 - Cetonas y Cetosis Nutricional

La cetosis y las cetonas son características clave y muy importantes dentro de la dieta cetogénica ya que será gracias a estas que los resultados de este régimen alimenticio nos arrojen resultados totalmente favorables y logremos eliminar toda esa grasa extra.

Debemos tener en claro cuál es el proceso involucrado en la cetosis

La cetosis es la formación de cuerpos cetónicos. Radica en un estado metabólico a lo largo del cual se generan enormes proporciones de estos compuestos para utilizarse como fuente de energía cuando los carbohidratos se reducen considerablemente o se eliminan de la dieta.

Es un desarrollo por medio del cual el organismo se garantiza la supervivencia, dado que cuando no hay carbohidratos y entonces glucosa que es el combustible energético de varios órganos, el cuerpo empieza a usar sólo grasas como fuente de energía.

De esta forma, aunque la primordial fuente de energía de nuestros órganos es la glucosa, el organismo tiene la aptitud de utilizar enormes proporciones de lípidos en su reemplazo, utilizando no sólo las grasas almacenadas en sangre sino además las que consumimos. Dada la marcada quema de grasas que se produce en el cuerpo, se acumula en el organismo un complejo llamado Acetilo que por último se usa para conformar los cuerpos cetónicos: acetoacetato, D-3 hidroxibutirato y acetona.

¿Qué significa pasar por un estado de Cetosis?

El estado de cetosis tiene como hecho presente que nuestro metabolismo cambie su fuente de poder habitual los hidratos de carbono como fuente de energía a quemar grasa como combustible. Esto no únicamente se disminuye a las grasas alimentarias (aceite de oliva, guacamole, torreznos) sino además a la grasa en el cuerpo. Precisamente, es un estado deseable para todo el que desee adelgazar.

Cuando el cuerpo metaboliza la grasa, crea moléculas llamadas cetonas (también conocidas como "cuerpos cetónicos"). Al limitar el consumo de hidratos de carbono y incrementar el de las grasas, se metabolizan más grasas y se crea una más grande proporción de cetonas. La mayor parte de células de tu cuerpo, introduciendo las de tu cerebro, tienen la posibilidad de usar las cetonas como energía.

En un individuo sana, la cetosis frecuenta empezar a manifestarse tras 3 o 4 días comiendo menos de 50 gramos diarios de hidratos de carbono. La cetosis además puede darse tras una sesión muy extendida de ejercicio, a lo largo del embarazo o en la gente con diabetes descontrolada.

La estrecha relación entre los carbohidratos y la glucosa

El cuerpo de un individuo sana que se alimenta basado en una proporción balanceada de macronutrientes (proteína, grasas y carbohidratos) quema glucosa como fuente primordial de energía. La glucosa frecuenta provenir de comestibles que tienen dentro una cantidad enorme de hidratos de carbono (como el pan, la pasta, la fruta, las legumbres, los cereales integrales, los refrescos, etc.).

Estos ofrecen energía al cuerpo o se guardan con apariencia de glucógeno en los músculos y el hígado. Cuando se disminuye radicalmente la proporción de calorías o hidratos de carbono, el cuerpo no tiene bastante glucosa. De esta forma ya que, busca un plan opción para hallar la energía necesaria y para lograr continuar andando de manera correcta.

¿Existen diferencias entre la cetoacidosis y la cetosis?

Claro que existen diferencias, es que no son lo mismo. La cetoacidosis es un exceso de cetonas mientras que la cetosis es el proceso de producción de cetonas sin llegar a ser un problema. Aunque la cetosis puede ofrecer origen a una cetoacidosis, está es otro estado metabólico ocasionado por la presencia en exceso de cuerpos cetónicos en la sangre como lo acabo de decir.
Cuando hay varios cuerpos cetónicos y el cuerpo es incapaz de filtrarlos o remover su exceso por orina como sucede en personas normales, el organismo puede padecer una acidez metabólica brindada por el carácter ácido de los cuerpos cetónicos y de esta forma, presenciar una cetoacidosis.

Esta más reciente es muy recurrente en quienes tienen una diabetes descontrolada y puede ser mortal para el organismo si no se controla acertadamente. Cuando entramos en cetosis y ya con los cuerpos cetónicos circulando en el cuerpo, tenemos la posibilidad de presenciar diferentes provechos y además, algunos peligros. Dada la enorme movilización de grasas que se necesita para ingresar en cetosis, este desarrollo es muy efectivo para bajar de peso o adelgazar. No sólo facilita quemar grasas en breve sino además produce saciedad y disminuye considerablemente el apetito.

¿Todas las personas pueden pasar por un proceso de Cetosis?

No todo el planeta puede hacer una dieta cetogénica. Debe ser el médico especialista el que valore si la persona puede someterse a este régimen. Aparte del cumplimiento de la historia clínica el paciente se debe hacer una analítica completa y un electrocardiograma.

¿Pueden los deportistas realizar esta dieta? Sí, de hecho el estado de cetosis se usa comúnmente en el planeta del fitness a lo largo de la más reciente etapa del lapso de definición, cuando nos encontramos tratando remover la más grande proporción de grasa viable que recubre el músculo que hemos constituido a lo largo de la etapa de volumen.

En la situación de deportistas de resistencia como triatletas o maratonianos es atrayente usarla para que el cuerpo aprenda a usar de una manera más óptima las grasas como combustible. No obstante, debemos recalcar que es sustancial que esta clase de dietas las hagamos siempre bajo sugerencia médica para proteger de nuestra salud en el desarrollo, dado que ingresar en estado de cetosis puede causar en oportunidades algunos resultados consecutivos indeseados (y transitorios) como tienen la posibilidad de ser las cefaleas, las náuseas, la carencia de apetito o la falta de músculo. Llevando a cabo la bajada de hidratos de carbono de manera progresiva tenemos la posibilidad de evadir estos resultados consecutivos y dejar que nuestro cuerpo se vaya adaptando a este nuevo estado de a poco.

Las ventajas de entrar en estado de Cetosis

Las dietas que nos hacen ingresar en estado de cetosis acostumbran ayudarnos a perder más peso a lo largo de los primeros días, (aunque esta disminución del peso es principalmente líquido), cuando nos encontramos «gastando» todo el glucógeno que teníamos almacenado en nuestro cuerpo.

Esto puede ser una aceptable razón si acabas de comenzar con una dieta: ver cómo los números de la báscula bajan a una más grande agilidad al inicio puede ayudarnos a mantenernos firmes en nuestro propósito de adelgazar. Sin embargo, tenemos que ser conscientes de que este peso que nos encontramos perdiendo no está formado solamente de grasa, sino que se corresponde en su más grande parte con el glucógeno perdido.

Virtudes Adicionales

Otra de las virtudes del estado de cetosis en las dietas es que nuestro cuerpo aprende a usar las grasas de una manera más eficaz como «combustible» para hacer las distintas tareas de la vida día tras día y además para entrenar. Cuando volvemos a ingresar una cantidad más grande de hidratos de carbono en nuestra nutrición (se hace de manera dominada y con asistencia de un médico experto para evadir el efecto rebote) nuestro cuerpo va a existir aprendido además a administrar estos carbohidratos de una mejor forma.

De igual modo, las dietas que benefician la cetosis tienen un efecto anticatabólico y mejoran la estructura corporal al proteger masa magra o muscular y achicar la proporción de masa grasa, razón por la cual frecuentemente se utiliza para poder definición muscular. Las dietas que inducen cetosis reducen los triglicéridos y colesterol total, decrece al glucosa basa y la insulina, disminuyendo las posibilidades de padecer resistencia a esta hormona.

De esta forma, las dietas cetogénicas tendrían la posibilidad de ser de asistencia para impedir patologías cardiovasculares y diabetes tipo 2, por ejemplo enfermedades metabólicas como las dislipemias entre otras cosas. Con dietas que inducen cetosis se tienen la posibilidad de vigilar distintas enfermedades. Entre otras cosas se tratan casos de epilepsia refractaria cuando los medicamentos no dan los resultados esperados y produce excelentes efectos por lo cual debería considerarse como opción terapéutica. De la misma manera, ingresar en estado de cetosis tiene la posibilidad de ser de asistencia en el régimen de patologías metabólicas congénitas como deficiencia de GLUT1 y otras.

¿Cómo se si estoy en plena Cetosis?

En la actualidad llevar a cabo ejercicio o comer mucha proteína puede parar la cetosis. Hay diferentes procedimientos para corroborar si tu cuerpo ha entrado en cetosis:

Aliento con olor diferente

Las cetonas pertenecen a los tres elementos de los cuerpos cetónicos que se desarrollan como subproducto cuando los ácidos grasos se descomponen para proveer energía para el hígado y los riñones. Como producto de las cetonas liberadas, el olor del aliento cambia cuando tu cuerpo entra en cetosis. Se puede detallar como "afrutado" o inclusive "metálico" (algunos lo comparan con el olor de las manzanas bastante maduras).

Si notas que esto pasa en los primeros días tras cambiar tu dieta, podría significar que tu cuerpo ha entrado en cetosis. Mantener limpios los dientes, pasarte el hilo dental o cepillarte la lengua no asiste para remover el mal aliento, pero frecuenta reducirse en las primeras semanas.

Sientes mucha sed y tienes la boca reseca

El cuerpo usa el exceso de glucógeno y incrementa la necesidad de orinar. No obstante, corroborar la sed es un procedimiento muy poco confiable para saber si estás en cetosis.

Mientras los escenarios de insulina disminuyen al continuar una dieta cetogénica, el cuerpo comienza a remover el exceso de sodio y agua. Para equilibrar los electrolitos se sugiere agregar 2-4 gramos diarios de sodio a tu dieta si esta es increíblemente baja en hidratos de carbono.

Comprobantes químicos

Una forma más precisa de corroborar si existe cetosis es usar tiras reactivas para el examen de orina, conocidas por su nombre comercial Ketostix. Estas tiras son económicas y te van a ayudar a corroborar el nivel de cetonas de manera rápida. Si estas en cetosis, la tira va a cambiar de color. Las tiras acostumbran venir con una guía para corroborar el nivel de cetosis.

Pasa la tira reactiva por el chorro de la orina (o recopila orina en un envase limpio y empapa la tira). Bate la tira para remover el exceso de orina y espera 15 segundos. La tira Ketostix exhibe un espectro de tonos diferentes según el nivel de cetosis.

Verificar el nivel de cetona en tu sangre

Los examen de sangre son la forma más confiable (y cara) de corroborar si tu cuerpo ha entrado en cetosis. Los exámenes de cetonas en sangre acostumbran usarse en personas con diabetes.

Para corroborar el nivel de cetonas, vas a necesitar un medidor de cetonas en sangre y un kit que tiene dentro una lanceta y tiras reactivas. No confundas las tiras para cetonas con las tiras para glucosa, puesto que estas últimas no miden la cetona. EL cuerpo tiende a estar en cetosis cuando el medidor de cetona en sangre exhibe valores de entre 0,5 y 3 mml/L.

¿Existe algo negativo en la cetosis (omitiendo la cetoacidosis)?

Aunque la cetosis puede sugerir muchas virtudes, debemos entender que este estado no está libre de peligros, sino que hablamos de un desarrollo con el que no tenemos la posibilidad de vivir por extenso tiempo y que necesita de control cuando se induce en el cuerpo humano.

Al instante de bajar de peso una dieta cetogénica no consigue una verídica adherencia o lo que es igual, no es sostenible a la larga debido en parte importante a que se necesita de una dieta rigurosa para sostener dicho estado de cetosis en el tiempo.

Además, cuando la dieta cetogénica mal dominada o una cetosis que se produce sin ser inducida puede ofrecer origen a desequilibrios electrolíticos y deshidratación severa, lo cual si no se habla además resulta mortal como en la situación de quienes sufren cetoacidosis.

Otro tipo de consecuencias de menor importancia es que puede producirse una caída del desempeño cognitivo como apuntan investigadores estadounidenses, circunstancia que puede revertirse mientras se prolonga el estado de cetosis. Además se puede presenciar mareos, mal aliento, náuseas, estreñimiento, fatiga, cólicos, cefaleas, por ejemplo secuelas de menor consideración.

Capítulo 05 - Alimentos permitidos en la Dieta Keto

Sólo algunas calorías son iguales, es decir, representan diversos ingresos de energía al cuerpo. Según diversos estudios la respuesta cambia de enorme manera. Hasta hace poco tiempo, varios nutricionistas pensaban que sí, que todas eran por lo menos similares y, ya que las grasas son el tipo de nutriente que más energía contribuye a nuestro organismo, deberían ser las primeras en reducirse si se quiere adelgazar.

A enormes aspectos, esta es la conjetura del equilibrio energético: engordamos porque ingerimos bastante más de los que quemamos, formula que a lo largo de décadas fue la exclusiva para argumentar la obesidad. Los distintos comestibles pasan por distintos procesos metabólicos en el cuerpo y tienen efectos muy dispares en la sensación de hambre, las hormonas y en cuántas calorías quemamos.

Es complicado llevar a cabo una selección de los comestibles para bajar de peso (aunque hay varios que no son recomendables, además hay algunos de probada eficacia), pero estos tiene el aval de prestigiosas instituciones e investigadores y con un nutrido conjunto de individuos que las han seguido con triunfo. A continuación te presento a los alimentos que no deben faltar en tu dieta keto.

Huevos

Los huevos, del mismo modo que las grasas, están viviendo una segunda juventud, por medio de los nuevos estudios que certifican que ni contribuyen a subir los escenarios de colesterol (como varias personas siguen creyendo) ni incrementan el compromiso de padecer inconvenientes cardiovasculares. Pero además, los huevos son un alimento especial si deseamos adelgazar, ya que son ricos en proteínas y grasas saludables, lo que nos facilita quedar saciados con un aporte subjetivamente bajo de calorías.

Verduras y legumbres

Las verduras de hoja verde, como la lechuga, la col, las espinacas o las acelgas, tienen numerosas características que las convierten en un alimento que no debe de fallar en algún dieta. Son bajas en calorías e hidratos de carbono, pero ricas en fibra, y son ideales como guarnición, para incrementar el volumen de nuestras comidas sin que aumente su aporte calórico.

Salmón

El salmón es uno de esos comestibles que hace aparición siempre en esta clase de listas sobre comestibles saludables. Y no es para menos. Esta clase de pescados grasos (hay que denominar además a la trucha, la caballa, las sardinas y los arenques) son muy ricos en grasas saludables y proteínas, además de otros nutrientes necesarios como el yodo. Del mismo modo que los huevos cumplen con la conjunción mágica perfecto para adelgazar: llenan bastante, pero engordan poco.

Brócoli y coliflor

Las verduras de la familia de las crucíferas, como el brócoli, la coliflor, el repollo o las coles de bruselas, tienen un contenido elevado en fibra pero, en contraste con la lechuga, son muy saciantes ya que además tienen muy proteína. Si nos molestamos un poco, aprenderemos a cocinarlas de diferente forma para tomarlas como plato primordial y no sólo de acompañamiento.

Carne roja y pollo de primera

La carne fue injustamente demonizada cuando, de todos modos, los cortes con menos grasa son especiales para bajar de peso. Dejando además las carnes procesadas (como embutidos o salchichas), el pollo y la ternera son necesarios en toda dieta, ya que son los que verdaderamente harán que no pasemos hambre.

Distintos estudios detallan que un incremento del consumo de proteína de alrededor de un 25% puede achicar nuestros antojos en un 60%, evadiendo por eso piquemos entre horas.

Puré de papa

Aunque la patata no es recurrente en las dietas de adelgazamiento, en opinión tiene distintas características que deberíamos tomar en cuenta. Para comenzar, hablamos de un alimento muy extenso, con una extensa variedad de nutrientes, básicamente todos los que requerimos para vivir. Pero, además, llenan mucho. En los top de comestibles saciantes, las patatas llenan la primera posición, con muy distingue. Eso sí, debemos tomarlas hervidas, jamás fritas, ya que en esta situación su contenido calórico incrementa claramente.

Atún

Bajo en calorías, prominente en proteínas y con poca grasa. El atún es uno de los alimentos marinos propicios para una dieta de adelgazamiento. Además el de lata también funciona, pero en esta situación es mucho más favorable irnos por lo real y comprar atún "natural", no "en aceite".

Granos

Las legumbres son vegetales ricos en proteína y fibra, que llenan bastante y engordan poco. Las más saludables son las lentejas y por supuesto no podía dejar por afuera a las ricas judías (ricos en fibra), aunque tampoco hay por qué evadir los garbanzos. El inconveniente de las legumbres es que en España tendemos a cocinarlas con mucha grasa. Sí, se puede bajar de peso tomando lentejas con chorizo, pero no tanto con una fabada y, en cualquier situación, si aprendemos a cocinarlas solo con verduras (y están riquísimas) lograremos con triunfo adelgazar.

Si disfrutas el picante (o te atreves a cocinar chili) añadirás un agregado saludable al plato. Distintas indagaciones experimentales han comprobado que el ingrediente activo de los pimientos picantes, la caspicia, tiene características analgésicas, anticancerígenas, antiinflamatorias y antioxidantes y también podría ayudarnos a bajar de peso, ya que trabaja como un quemador de grasas natural.

Sopas

Cuanto más nos satisfaga una comida en comparación al aporte calórico mejor es para bajar de peso. Y lo más que comprobado no engorda es el agua. Por eso, si añadimos agua a nuestra comida, nos llenaremos más consumiendo las mismas calorías, y vamos a comer menos en lo que queda de día. Por lo menos estos resultados fueron garantizados por muchos científicos y casas de estudio.

Yogurt y productos lácteos

A lo largo de un largo tiempo, a la gente que deseaban bajar de peso se le recomendaba bajar el consumo de lácteos, dado su contenido elevado en grasa. Pero, ajeno de que la grasa no sea tan mala, no todos los lácteos son iguales.

Uno de los especiales es el requesón, que tiene muchas proteínas y pocos hidratos de carbono y grasas. Otra vez, hablamos de una comida muy satisfactorio y poco engordante.

Pero tampoco tenemos la posibilidad de llevar a cabo ascos al yogur común que, si bien es abundante en grasas, llena tanto que puede sustituir a algún plato que, en el final, iba a aportarnos muchas más calorías. Eso sí, debemos evadir las variedades de sabores, que siempre llevan muy azúcar.

Aguacate

Nadie cuestiona que el aguacate es la fruta popular, y no es para menos, ya que es muy particular. En tanto que la mayor parte de frutas contienen grandes cantidades de carbohidratos, los aguacates resaltan por su contenido elevado en grasas saludables, del mismo tipo que las del aceite de oliva. Sí, además son una de las frutas con más calorías, pero dado su colosal poder satisfactorio, hablamos de uno de los comestibles más recomendables para bajar de peso.

Es verdad que por su aporte calórico (160 calorías por cada 100 gramos, como el conejo, el vino dulce o la leche condensada sin azúcar), no se ve el más destacable aliado para adelgazar, pero a su favor hay que decir que, según un estudio, este alimento no crea un incremento ni una bajada ligera de la glucosa en sangre, que es lo que activa la apetencia y la necesidad de comer.

Frutos secos y semillas

Aunque estos son unos de los alimentos que contienen más calorías, los frutos secos son el 'snack' especial, ya que tienen dentro proteína, fibra y grasas saludables. Distintos estudios epidemiológicos enseñaron que la gente que consumen estos son más sanos y delgados que los que no lo hacen. No obstante, hablamos de un alimento que debe consumirse con enorme moderación. Un puñado, perfecto; una bolsa de medio kilo, mal. Si no puedes parar de comerlos, mejor elimínalos de la lista.

Cereales

"Los cereales han ganado mala popularidad en los años anteriores, hay algunos tipos que son saludables". Estos son algunos cereales sin gluten y de grano entero que aparte de ser ricos en fibra, tienen muy proteína. Los especiales son la avena, el arroz integral y la quinoa.

En cualquier situación, el profesional sugiere que tengamos cuidado: "Ten en cabeza que los cereales refinados son lo malo y algunos comestibles que se promocionan como de grano entero son basura enormemente procesada y dañina".

Frutas

Aunque tiene dentro azúcar, la fruta es fundamental en una dieta, ya que cumple el papel especial de postre (para la multitud que es incapaz de no terminar la comida con algo dulce en la boca) y su relación calorías/saciedad es impecable. Varios estudios epidemiológicos constatan, además, que la multitud que come muchas frutas y verduras es más sana que la que come escasas. Algo que, a estas alturas, no debería ser ninguna sorpresa.

Chía, un misterio magistral

No es ningún tipo de planta extraña que se compre en la parte más alejada de Indonesia, ni otro proyecto moderno 'hípster'. Estas semillas pertenecen a los pilares alimenticios esenciales de la vida sana. Sus dos primordiales bondades (aunque hay muchas más) son el Omega 3 y la fibra. Su consumo está muy extendido por sus múltiples propiedades: sostener el organismo saludable y combatir contra las anomalías de la salud cardiovasculares.

Es fundamentalmente beneficiosa para las embarazadas, que requieren aportes plus de Omega 3 y fibra para evadir el estreñimiento, o para los vegetarianos y veganos que no consumen pescado azul, y, por consiguiente, les contribuye a llenar sus pretensiones alimenticias.

Chocolate oscuro

Las mayorías de las ventajas del cacao para la salud física y psíquica, o más bien de los flavonoides y polifenoles que tiene dentro, fueron demostrados en multitud de estudios. Sus características antioxidantes, anticoagulación y antinflamatorias se asocian a la prevención de inconvenientes cardiovasculares y al retardo del envejecimiento de la piel, además de transformar al cacao en uno de los remedios más efectivos contra la tos crónica. Cierto es que, por regla establecida, el chocolate tiene bastante azúcar, pero si lo tomamos en su versión negra o, mejor todavía, a la taza, tenemos la posibilidad de gozar de sus provecho sin agregar calorías plus.

Café en numerosas muestras

Aunque hablamos de uno de esos comestibles sobre los que existe bastante información contradictoria, todo se ve hacia el punto que los diferentes beneficios del café sobrepasan con creces a sus desventajas. El café no es sólo un poderoso incitante (algo que es bueno para unas cosas, malo para otras), además tiene un efecto vasodilatador y se ve impedir la aparición de patologías como la diabetes o algunos tipos de cáncer.

En lo relacionado al metabolismo, la cafeína pertenece a las escasas sustancias naturales que lo aceleran, prestando asistencia de esta forma a la quema de grasas. La bebida es, además, un enorme aliado si practicamos ejercicio. Varios deportistas toman numerosas tazas de café antes de competir, puesto que la cafeína incrementa los escenarios de adrenalina. Esta hormona prepara a nuestro cuerpo para un esfuerzo físico excepcional: provoca que las células grasas descompongan la grasa en el cuerpo, liberándola como ácidos grasos libres, que utilizamos como combustible cuando hacemos ejercicio.

Distintos Vinos

Los muchísimos beneficios que nos aporta para nuestra salud cardiovascular de un consumo moderado de vino son de sobra populares, pero hay estudios que afirman inclusive que nos puede contribuir a bajar de peso. Se conoce de sobra que a mediados del 2009 una investigación elaborada por estudiosos de la Facultad de Ulm, en Alemania, sugirió que el resveratrol (el habitual antioxidante que se encuentra en la piel de las uvas) inhibe la producción de células grasas.

Esto podría argumentar la conclusión de otro estudio de 2011, anunciado en 'Archives of Internal Medicine', que afirmó que las mujeres que beben una o dos copas de vino al día tienen una inclinación un 30% menor a ganar peso que las que son abstemias.

La variedad de alimentos es gigante

La enorme cantidad de alimentos ideales para la dieta keto es tan enorme que pasaría mucho tiempo comentándolos en este capítulo. Ten por seguro que son muchos más pero acá te acabo de mencionar a los más destacados e importantes incluyéndote también a los más comunes ya que estamos acostumbrados a consumirlos casi a diario.

Capítulo 06 - Alimentos a evitar

Cuando nuestro propósito es bajar de peso lo primero que solemos llevar a cabo es comer más sano, no obstante eso no es bastante sino que además debemos achicar el consumo de comestibles insanos en nuestra dieta. Por eso, si lo que buscas es adelgazar con el apoyo de la dieta cetogénica vas a tener que dejar de consumir los próximos alimentos:

Azúcar refinada o blanca

El azúcar de mesa no es un alimento primordial, ya que no contribuye ningún nutriente bueno para el desempeño del organismo, sino sólo hidratos sencillos y calorías de simple absorción. Es un ingrediente muy bien reemplazable por comestibles que endulzan naturalmente como puede ser la stevia u otros como frutas frescas y deshidratadas (dátiles por ejemplo), etc. Además tenemos la posibilidad de asistir a edulcorantes artificiales si lo queremos, aunque lo verdaderamente aconsejable es achicar el umbral de dulzor y adaptar nuestro paladar a una dieta sin azúcar o muy achicada en esta.

Patatas a la francesa

Son crocantes, ricas, tienen grasas y sodio, no sacian y tienen un efecto en nuestro cuerpo semejante a las drogas razón por la cual no tenemos la posibilidad de comer nunca solo una patata frita. Pero además, tienen acrilamida en varios casos, una sustancia tóxica para el organismo que daña la salud. Ya que no tienen fibra ni proteínas, no aportan buenas vitaminas ni minerales, tendríamos la posibilidad de decir que las patatas fritas son un concentrado de calorías vacías o de baja calidad que desde luego, sugerimos achicar al instante de buscar un descenso de peso. En su reemplazo tenemos la posibilidad de realizar aperitivos o snacks caseros como bastones de frutas y verduras frescas, garbanzos especiados y tostados, frutos secos o semillas tostadas al horno.

Comestibles rebozados

Son una opción simple al instante de solucionar comidas, y tendríamos la posibilidad de suponer que si los elaboramos al horno conforman una alternativa saludable. No obstante, como pasa con los Nuggets de pollo que poco tienen de pollo, su calidad deja bastante que desear.

Son rebozados con harinas refinadas, precocidos con bastante aceite y lo malo, no entendemos qué hay dentro suyo con precisión puesto que se intercalan restos de carne con otros elementos como almidones, saboreadores y demás que forman un Nuggets sabroso pero poco nutritivo.

En su reemplazo, sugiero realizar empanados en el hogar con elementos de calidad y muchísimo más sanos desde luego, dejando a un lado estos ultraprocesados y otros productos y empleando en su reemplazo comestibles frescos para su elaboración como entre otras cosas, calabaza empanada o aguacate rebozado.

Toda clase de helado

La mayoría de los helados comerciales tienen elevada proporción de grasas y azúcares agregados en su estructura, conjunción que los transforma en una elaboración que no sacia sino que por el opuesto puede incentivarnos a comer más y más.

Buenas elecciones de los helados comerciales son los sorbetes que sólo son azúcar y agua, o mejor aún, helados caseros sin azúcares agregados como entre otras cosas, helado de plátano, de piña y coco, de cereza y coco u otras elecciones más.

Cereales industrializados con azúcar y colorantes

Son ultraprocesados cargados de azúcar y que además, tienen la posibilidad de contener enormes proporciones de sal de esta forma como de grasas trans o aceite de palma. No sacian ni aportan importantes nutrientes que justifiquen su consumo, de hecho, varios son derivados de harinas refinadas, entonces, su consumo debería ponerse un límite totalmente y reemplazarse por cereales integrales y naturales, no procesados, así como avena, quinoa, amaranto, arroz, trigo integral y derivados, salvados y demás.

Comestibles procesados como embutidos

Forman parte al grupo de las carnes procesadas y por esto, tienen más grasas, sal, y también azúcares que las carnes frescas o magras. Además, tienen la posibilidad de contener sustancias que perjudican la salud y se han asociado a más grande peligro de cáncer.

Entre los fiambres y embutidos podemos encontrar algunos peor que otros como son entre otras cosas las configuraciones más grasas y de dudosa procedencia como las salchichas, chorizos y semejantes, pero todos deberían reducirse en el contexto de una dieta saludable que quiere ayudarnos a bajar de peso. Desde luego, su reemplazo más aconsejable son las carnes frescas y de bajo contenido graso como ternera magra, pechuga de pollo o pavo, conejo, y pescados de toda clase.

Gaseosas

Siempre mencionamos que la preferible bebida es el agua y más aún si buscamos adelgazar, puesto que los refrescos tienen cantidad considerable de azúcar y aportan calorías vacías a la dieta, siendo entre los españoles, una de las primordiales fuentes de azúcar libre.

Como si fuera poco, tienen sustancias con efecto adictivo en nuestro cuerpo así como la cafeína y derivados. Por esto, nada superior que sustituir tanto refrescos azucarados como sin azúcar por agua, agua saborizada naturalmente en el hogar o semejantes, pero alejarnos de las bebidas industriales.

Chucherías generalmente

Son otra de las tantas fuentes de azúcares agregados industrialmente, no sacian ni aportan buenos nutrientes entonces, además son calorías vacías que deberíamos achicar en nuestra dieta. Dentro de este grupo podemos encontrar caramelos, gominolas, paletas, chicles, y demás que de forma sencilla tenemos la posibilidad de sustituir por almendras, nueces u otros frutos secos que sí sacian o bien, por frutos rojos maduros fuente de azúcares naturales o dátiles.

Hamburguesas procesadas

Son carnes procesadas además que tienen la posibilidad de ocultar mucha grasa, sal y también azúcares y harinas refinadas en proporciones altas. Además, tienen la posibilidad de ser poco saciantes si su contenido en proteínas es achicado frente a su aporte de grasas y sodio que lejos de calmar el apetito nos anima a continuar comiendo.

Aunque son configuraciones que hacen más fácil la resolución de una comida, bastante superior opción son las carnes frescas como un filete de ternera que se ejecuta en términos de minutos y es alimento no producto. Además tenemos la posibilidad de realizar hamburguesas hogareñas de pollo o vegetarianas si queremos agregar verduras o legumbres a la dieta.

Pizzas

Así sea congelada o comprada y lista para consumir, la pizza es una elaboración que comúnmente se elabora con harinas refinadas y diversidad de productos grasos como quesos curados y semicurados, fiambres, embutidos, salsas y demás.

Si deseamos saciarnos y poder platos con buenos nutrientes de forma simultánea, tenemos la posibilidad de realizar nuestras pizzas con cereales integrales, vegetales, legumbres u otros elementos de calidad, frescos y no procesados. De esta forma, tenemos la posibilidad de poder pizza de brócoli, de berenjena, de bonito y anchoa o muchas otras configuraciones más.

Harinas fritas como snacks

Siempre pensamos que los snacks salados que logramos hallar en el autoservicio son mejor opción que los ejemplares dulces. No obstante, varios de ellos ocultan grasas de baja calidad y sal en exceso debido aque resultan fritos y salados.
Además son fuente de harinas refinadas y tienen la posibilidad de ocultar azúcar en su estructura, por lo cual tienen un ingrediente adictivo que nos incentiva a comer más y más. Lo destacado es evadir los snacks comerciales y en su reemplazo realizar tentempiés caseros súper simples o bien, chips de frutas y verduras que resultan crocantes y muy sabrosos.

Miel

La miel es un azúcar natural, pero azúcar libre al fin y por eso del mismo modo que el azúcar deberíamos achicar su consumo si buscamos adelgazar. De forma semejante pasa con los jarabes de toda clase (vegetales o no), puesto que conforman comestibles que se absorben de manera rápida, no sacian y no aportan considerables nutrientes buenos más allá del azúcar o hidratos sencillos que tienen.

Del mismo modo que el azúcar de mesa tenemos la posibilidad de sustituir los mismos por stevia o edulcorantes artificiales sin calorías, o si buscamos un sustituto para preparaciones tenemos la posibilidad de utilizar purés de frutas u hortalizas con prominente nivel de fructosa (remolacha, calabaza o zanahoria por ejemplo), dátiles, plátano etc.

Salsas industrializadas

Son ultraprocesados de mala calidad sobre nutrición y tienen la posibilidad de ocultar bastante azúcar dentro suyo de esta forma como grasas y sodio, entonces, no son elementos aptos en una dieta para adelgazar.

Más allá de las calorías lo sustancial es ver el origen de las mismas, ya que en esta situación tenemos la posibilidad de entrar a configuraciones ligeras pero con cantidad considerable de azúcar y sodio que no benefician el precaución de la salud ni tampoco el adelgazamiento. Además, de forma sencilla tenemos la posibilidad de sustituir salsas y aderezos comerciales por configuraciones hogareñas más sanas así como salsa de aguacate y yogur, de zanahoria, de verduras para pasta, u otras.

Barras enérgicas

Ya hemos analizado distintas opciones y la verdad exhibe que sin distinción, las barritas de cereales son ultraprocesados de mala calidad que deberíamos evadir. Aunque las hay sin azúcares agregados, la mayor parte tiene una infinita cantidad de azúcar y son concentradas en calorías que no sacian. Entonces, lo destacado es evadir el consumo de estos productos y asistir a preparaciones hogareñas en su reemplazo como tienen la posibilidad de ser barritas de avena y dátiles, de orejones u otras que siempre van a ser de mejor calidad que las de origen industrial.

Jugos de fruta ultraprocesados

Los néctares de fruta tienen una cantidad enorme de azúcar dentro de él y por ser bebidas, no sacian como sí lo realiza una parte de fruta. De igual modo, tienen varios menos buenos nutrientes que la fruta fría entera, de ahí que los néctares de frutas, de esta forma como zumos de frutas comerciales no son buenas elecciones al instante de adelgazar.

Como he dicho, el más destacable reemplazo es la fruta fría entera o con moderación, zumos de frutas naturales. Además el agua o agua saborizada naturalmente tienen la posibilidad de ser elecciones si usamos néctares de fruta como bebida recurrente.

Galletas ultraprocesadas

Todas las galletas, aun las comercializadas como saludables, son de todas formas procesadas cuya calidad deja bastante que desear. Inclusive, las galletas son además bollería industrial con grasas nocivas, azúcares en enormes proporciones, sal y calorías concentradas que no sacian. Por eso, lo destacado es achicar su consumo y usar en reemplazo panes integrales o de grano terminado, de esta forma como galletas sin azúcares agregados o sin harinas refinadas desarrolladas con nuestras manos.

Tortas y pasteles

La bollería de toda clase dentro de la cual predominan toda clase de bollos y pasteles son productos obvios que deberíamos achicar si buscamos bajar de peso, ya que concentran azúcar, grasas y calorías. Además, no sacian, tienen un ingrediente adictivo al ofrecernos excitación con su consumo y por esto, nos incentivan a comer más y más.

Si deseamos adelgazar, sugerimos bajar su consumo o reemplazarlas por elecciones sin azúcares agregados y desarrolladas en el hogar con elementos de mejor calidad que los de origen industrial.

Café instantáneo o café de firmas conocidas

Los cafés adquiridos en reconocidas cadenas parecen consumirse como el agua sin restricciones. Y aunque no sacian, concentran calorías y azúcar en proporciones escandalosas. Por esto, estos productos que subestimamos y que también tienen cafeína en proporciones cambiantes que tiene un efecto adictivo deberíamos evitarlos en nuestra dieta para adelgazar. En su reemplazo sugerimos el café más básico, sin agregados más que la leche y en lo viable hecho en el hogar para entender de qué se habla. Y desde luego, en proporciones no superiores a 5 tazas del día a día.

El alcohol

Obviamente no se puede considerar como un alimento, pero si es una bebida que muchos disfrutan todos los fines de semana. Si lo que quieres es bajar de peso con ayuda de la dieta cetogénica, ten por seguro que debes decirle adiós a esos días de beber cerveza con los amigos ya que el alcohol contribuye al aumento de peso significativamente.

Capítulo 07 - Dieta keto y la Diabetes

Algunos estudios demostraron durante los años que una alimentación adecuada puede contribuir a hacer mejor y también impedir distintas patologías. Entre ellas podemos encontrar además a la diabetes, y sucede que esta patología y la nutrición guardan una relación muy estrecha.

Más allá de que en la de tipo 1 es considerable comprender los comestibles y su estructura para lograr regular la proporción de insulina en cada ingesta del día, es en la diabetes de tipo 2 -asociada a la obesidad y al sedentarismo en varios casos- cuando comer de manera correcta se transforma inclusive en una sección considerable del régimen.

¿Qué relación tiene hacer una dieta sana keto con la diabetes?

Como decía antes, la diabetes de tipo 2 se asocia en varios casos al sobrepeso y a la obesidad. Esto es de esta forma porque un abuso de comestibles ricos en hidratos de carbono o azúcares sencillos -que pasan de manera directa al torrente sanguíneo creciendo los escenarios de glucosa en sangre- hacen que el páncreas tenga que trabajar muchísimo más segregando insulina y se agote, reduciendo la producción de esta hormona.

Sin insulina las células no tienen la posibilidad de entrar a la glucosa -energía- y hace aparición la fatiga física, mientras el nivel de azúcar en sangre sigue subiendo. A esto además puede sumarse que las células desarrollen resistencia a la insulina, ocasionando aunque haya insulina bastante la glucosa no logre introducirse en ellas. Este es uno de los más importantes fundamentos por el cual puede realizarse la patología.

Los buenos hábitos de la dieta keto favorecen a disminuir los efectos de la diabetes

Tener hábitos de vida saludables y continuar una alimentación adecuada puede ayudarnos a impedir la diabetes o a controlarla mejor si ya la sufrimos. En el primer caso, el entrenamiento del cuerpo y evadir una ingesta abusiva de azúcares e hidratos va a hacer que perdamos peso -a tomar en cuenta fundamentalmente la acumulación de grasa en la región abdominal- y además que el páncreas no tenga que trabajar en exceso tolerando de esta forma agotamiento.

Esto disminuirá el compromiso de padecer cardiopatías o de desarrollar diabetes de tipo 2. En el segundo, y siguiendo siempre las sugerencias de nuestro médico para lograr adaptarnos a cada caso especial, vamos a poder vigilar de manera más eficaz el nivel de azúcar en sangre.

Toda asistencia es poca para sostener a raya la diabetes, pero se sabe que la nutrición, junto al entrenamiento del cuerpo, es un complemento muy considerable para impedir la patología y hacer mejor la calidad de vida de los pacientes.

¿Puedo comer alimentos keto si tengo diabetes?

A lo mejor piense que tener diabetes supone que no va a poder consumir los comestibles que le agradan. La buena novedad es que usted tiene la posibilidad de comer sus comestibles favoritos, pero es viable que tenga que llevarlo a cabo en porciones más pequeñas o con menos continuidad.

Su conjunto de atención médica le va a ayudar a hacer un plan de nutrición para personas con diabetes que satisfaga sus pretensiones y sus deseos. La clave en la diabetes es consumir una diversidad de comestibles saludables de todos los grupos, en las proporciones establecidas en su plan de nutrición.

¿Al tener diabetes debo plantear un escenario fijo para alimentarme cetogénicamente?

Varias personas con diabetes tienen que comer a la misma hora día tras días. Otras tienen la posibilidad de ser más flexibles con el horario de sus comidas. En relación de sus medicinas para la diabetes o el tipo de insulina que use, es viable que tenga que consumir la misma proporción de hidratos de carbono día tras días a la misma hora. Si usted utiliza insulina "a la hora de comer", sus horarios de comidas tienen la posibilidad de ser más flexibles.

Si utiliza insulina o algunas medicinas para la diabetes y omite o retrasa una comida, su nivel de glucosa en la sangre puede bajar bastante. Pregúntele a su conjunto de atención médica cuándo debe comer y si debe llevarlo a cabo antes y luego de llevar a cabo una educación física.

¿Debo consumir suplementos para la diabetes con la dieta keto?

No hay pruebas visibles de que el consumo de suplementos dietéticos como vitaminas, minerales, hierbas o especias logre asistir al manejo de la diabetes. Es viable que requiera suplementos si no puede conseguir la cantidad bastante de vitaminas y minerales de los comestibles. Dialogue con su médico antes de tomar algún suplemento, dado que algunos tienen la posibilidad de provocar resultados consecutivos o modificar el efecto de la dieta cetogénica.

Ejercicios para mantener el cuerpo activo

Dialogue con su conjunto de atención médica antes de empezar una exclusiva rutina de ejercicio, más que nada si usted cuenta con otros inconvenientes de salud. Su conjunto de atención médica le va a decir el intervalo los valores deseables para su nivel de glucosa en la sangre y le sugerirá cómo ejercitarse de forma segura.

Su conjunto de atención médica además puede asistirle a elegir el más destacable instante del día para llevar a cabo ejercicio con base en su horario, su plan de nutrición y sus medicinas para la diabetes. Si utiliza insulina va a tener que equilibrar la actividad que haga con sus dosis de insulina y con las comidas, para evadir que se le baje bastante el nivel de glucosa en la sangre.

¿Debo ejercitarme?

Todos los profesionales de la educación física tienen la posibilidad de asistirle en el manejo de su diabetes en combinación de los ejercicios a realizar con la dieta keto. Algunos tienen la posibilidad de ser peligrosos para algunas personas, como para las que tienen perspectiva deficiente o lesiones en los nervios de los pies.

Pregúntele a su médico de confianza cuáles ocupaciones físicas no suponen riesgo para usted. Bastante gente eligen caminar con sus amigos o parientes como forma de llevar a cabo ejercicio. Llevar a cabo diversas actividades físicas cada semana le brindará los superiores provecho para la salud. Mezclarlas además contribuye a batallar el aburrimiento y bajar su posibilidad de lesionarse.

Beneficios de reducir el azúcar y aumentar los alimentos keto en la diabetes

Efectiva pérdida de peso:

El consumo de azúcar libre o bebidas azucaradas propicia que se muestre el sobrepeso y la obesidad de la gente. Al achicar el azúcar además se decrece el consumo de calorías vacías, Oséa, aquellas que no tienen ningún valor sobre nutrición y hacen incrementar el peso.

Sin riesgo cardiovascular:

"reducir el peso ya es un garante fantástico para una mejor salud cardiovascular. El consumo de azúcar perjudica a otras cambiantes como la presión sanguínea y la existencia de lípidos sanguíneos como triglicéridos o colesterol LDL y total".

Apetito bajo control:

Cuando los comestibles con exceso en azúcar y/o ultra procesados invaden nuestra nutrición hace aparición una resistencia a la leptina, hormona implicada en el apetito. Al achicar la proporción de azúcar dietético se revierte esa resistencia y se está recuperando el preciso desempeño del apetito.

"El azúcar es un alimento extremadamente adictivo debido a lo dulce que es, gracias a esto mientras más lo comes, más ganas te dan de ingerirlo. Entre otras cosas, cuando estás ansioso, nos encontramos de festividad o tristes pensamos en comestibles azucarados, no en vegetales. Al achicar el consumo de azúcar no se impulsa el apetito sin tener hambre".

Recuperaremos nuestra capacidad gustativa:

Si tenemos diabetes y seguimos la alimentación basada en la dieta keto, somos capaces de volver a poner los umbrales de percepción de los sabores. "Del mismo modo que cuando se deja de fumar se está recuperando olfato y apetito, la gente que dejan de consumir tanto azúcar tienen la capacidad de ver cambios significativos tras 2-3 meses, percibiendo los dulces hasta un 40 por ciento más dulces que quienes sí siguen tomando azúcar".

Aumentamos el consumo de vitaminas, minerales y fibra: la gente que consumen enormes proporciones de azúcar (más de un 25 por ciento de sus calorías totales) experimentan una reducción en el consumo de calcio, vitamina A, hierro y cinc y fibra, que son nutrientes buenos y necesarios.

Datos positivos interesantes

Para comenzar, aunque es indispensable cambiar varios otros hábitos de vida, la dieta desempeña un papel muy importante. Además, nos puede contribuir a sobrellevar la diabetes como para evadir adversidades.

Antes que nada, esto supone comer comestibles de alta definición sobre nutrición, en porciones moderadas. Además debemos respetar totalmente los horarios comunes de cada comida. Puede haber variantes en funcionalidad del peso, la edad y otras probables dolencias. No obstante, generalmente, radica en moderar las calorías sin bajar los requerimientos alimenticios del cuerpo.

Los pacientes que se combaten a esta patología crónica tienen la posibilidad de padecer muchas secuelas cuando no adoptan las medidas primordiales. Además, la diabetes produce efectos que produce en todo el organismo. Al hacer mejor todo lo relacionado con la nutrición, se generan una secuencia de provecho que aceptan asegurar una condición de vida más óptima.

Sin embargo, vamos a tener presente que el inconveniente no posee una cura determinante. La dieta rigurosa apoya el control del azúcar en la sangre y optimiza la producción o utilización de la insulina. Además, además regula la circulación de la sangre en caso de adversidades asociadas.

La gente con diabetes o prediabetes tienen que adoptar una dieta particular para lograr vigilar los escenarios altos de glucosa. De esta forma además calmarán los indicios relacionados con este inconveniente. Por consiguiente, el plan de nutrición se apoya en la conjunción de comestibles saludables. Estos están llenos de características que favorecen numerosos puntos de la salud.

Cuantos menos carbohidratos mejor

En los años anteriores las sugerencias sobre el consumo de comestibles ricos en carbohidratos se fueron cambiando. De esta forma, hoy en día, distintos estudios sobre la diabetes señalan que no hay una proporción de carbohidratos sugerida para el régimen de la diabetes tipo 2 o tipo 1, siendo autorizadas pautas de nutrición de prominente o bajo contenido en carbohidratos para el régimen de la diabetes.

Se ve razonable suponer que la proporción de hidratos de carbono se debe adaptar a cada individuo según sus propiedades personales y fundamentalmente sus escenarios de educación física. De esta forma las proporciones de comestibles como pan, arroz, pasta o legumbres se tendrán incrementar en personas que hacen entrenamiento del cuerpo de manera recurrente y achicar en esos otros más sedentarios.

Capítulo 08 - Consejos para seguir la dieta cetogénica

A continuación te ofrezco una serie de recomendaciones que te servirán para cumplir con cualquier régimen alimenticio sin limitarnos únicamente a la dieta keto. Son consejos generales que sin duda podrán ayudarnos en diferentes aspectos de nuestra alimentación.

Ya se aproximan los días de festividad y de fiestas entre amigos y familiares, si lo que deseas es verte mejor en breve, la dieta cetogénica sin lugar a dudas alguna es tu mejor alternativa y aunque lo mejor sería haber hecho una dieta con mucha más antelación, lo verdaderamente posible es que el tiempo no se te haya dado de manera correcta. Por esto, en este capítulo te ofreceré los especiales consejos para que consigas adelgazar de manera rápida con la dieta cetogénica.

Debes establecer logros realistas

Marcar un propósito nos hace sentir más motivados. Con una misión, sentimos que nuestros esfuerzos valen la pena, debido a que entendemos que van a tener una recompensa. Además, tener un propósito claro nos va a ayudar en instantes de debilidad, eso sí, ha de ser lo bastante verdadera como para que no lo observemos inalcanzable. Lo verdaderamente recurrente es marcar la proporción de kilos que se desean perder, pero además tenemos la posibilidad de marcarnos 'entrar en ese vestido' o dar forma una sección del cuerpo de una cierta forma.

Ve a tu médico de confianza

Hay dietas y dietas y no todas van a ser las indicadas para nuestro cuerpo. La dieta que le funcionó a una amiga o que sugieren en una revista puede no ser eficaz en nosotros debido a que es dependiente del metabolismo. ¿Dieta hipocalórica, dieta keto? Un experto analizará tu cuerpo y va a saber decir qué plan sobre nutrición es el correcto para ti. Además, el nutricionista va a llevar un rastreo de tus adelantos y engañarle va a ser muy complicado.

Incluye a tus familiares o amigos

En algunos instantes, continuar una dieta puede transformarse en algo sufrido. Si empiezas tu dieta a la vez que un amigo, familiar o compañero de trabajo, seréis un acompañamiento el uno para el otro. Además, ver que tu compañero sigue bien la dieta va a hacer que tú además te mires capaz y si asistís a eventos sociales juntos, no romper el plan va a ser más simple.

No te obsesiones

Marcar un propósito es fundamental, no obstante, tampoco debemos obsesionarnos con los kilos. Es considerable tomar conciencia de que hacemos la dieta por nosotros, por nuestra salud y autovaloración. Aunque logre ser complicado, intenta evadir las quejas continúas sobre la báscula y ten en cuenta que lo considerable es verte y sentirte bien y ver las pequeñas novedades, como poder volverte a poner ese top o pantalón que se te había quedado reducido.

No abandones a mitad de camino

El inquietante efecto yoyo es real. Hay dietas, como la proteica, donde se prescinde de algunos comestibles para que el cuerpo queme la grasa que nos sobra de manera natural. Al terminar la dieta e integrar estos comestibles se puede ofrecer un efecto choque. La clave está en no reincorporarlos todos de golpe, llevarlo a cabo de a poco y siguiendo los consejos del nutricionista.

Dile adiós a las dietas mágicas

Esas que llevan nombres cada vez más raros, que te quitan todo lo que disfrutas comer, que te obligan a adquirir productos carísimos o difíciles de hallar y por las cuales las expresiones salud y disfrute van espantadas. Las dietas milagro no son de confiar.

Utiliza información de este libro

Es habitual que al inicio no sepas cuánto peso tienes que perder, qué tienes que comer y cómo puedes llevar a cabo para integrar buenos hábitos alimenticios a tu rutina día tras día, por esto es requisito asistir a un profesional, en esta situación, a un dietista-nutricionista.

Creer que tenemos todos los entendimientos necesarios en temas de nutrición para ponernos a dieta es un error grave. Si deseamos cambiar nuestra nutrición es requisito conocer un libro como este con información precisa sobre la dieta keto.

Come de todo pero en menos cantidad

La prohibición que imponen algunos procedimientos de adelgazamiento sobre no poder consumir pan, pasta, fruta o aceite de oliva, etc. comestibles esenciales, puede ocasionarnos un déficit de nutrientes fundamentales para nuestro cuerpo. Esta costumbre, además, tiene el efecto opuesto al esperado, el cuerpo siente que no se le están gestionando algunos nutrientes necesarios para su acertado desempeño y trabaja almacenando grasas para futuros periodos de restricción alimenticia.

Come varias veces al día

Es muy recurrente saltarse el desayuno o cenar sólo una parte de fruta, entre otras cosas, y esto no es bueno ni efectivo. Cuando ingerimos, el organismo se pone en marcha y quema calorías, de igual modo, llevar a cabo numerosas ingestas durante el día nos facilita no pasar hambre y evadir tentaciones. La sugerencia de la mayor parte de dietistas es hacer cinco comidas al día: tres primordiales (desayuno, comida y cena) y dos colaciones (media mañana y merienda).

Evita los alimentos que digan Light o Bajo en caloría

Estos comestibles nos tienen la posibilidad de contribuir a sustituir el consumo de productos más calóricos por sus ediciones ligeras. Eso sí, debe quedar claro que los light no son comestibles que adelgacen ni que nos hagan adelgazar. Un enorme consumo, suponiendo que no aportan demasiadas calorías, va a tener los mismos efectos negativos que su versión habitual.

Anota todo lo que comes

Esta costumbre está sugerida por varios dietistas y radica en apuntar todo lo que comes en todo el día, introduciendo la elaboración de los comestibles, los elementos, la hora, el sitio, la cantidad e, inclusive, la empresa. No es algo que ayuda para calcular las calorías, sino que es un ejercicio de autocontrol de nuestros hábitos alimentarios para que sepamos qué nos encontramos realizando bien o mal en el momento de llevar una dieta balanceada.

Planea con antelación lo que comerás

Eso va a impedir que vayas directo a la parte de fast foods del súper o asaltos la bolsa de patatas fritas que tienes en la despensa. Esta práctica te va a proporcionar ayuda a entender lo que tienes que adquirir para elaborar todos los días las distintas comidas del día, sin improvisaciones.

Utiliza recetas que te ofrezco

La técnicas de cocinado que no agregan grasas y conservan los nutrientes son tan destacables como los comestibles que ingerimos. Conviértete en todo un profesional del horno, la cocina al vapor, preparaciones a la sal y, cómo no, a la plancha. Vas a ver cómo los resultados te sorprenden, la comida te sabe, te sacia y te va a gustar mucho, además de sentarte estupendamente y aportarte las calorías justas.

El arte de masticar

Coloca la mesa, siéntate, sirve los platos, mastica bien los alimentos... normas que deberían ser obligatorias, pero que frecuentemente son inviables debido al estilo de vida y trabajo que llevamos. "Concentrarnos en los comestibles que nos llevamos a la boca pertenece a las funcionalidades más destacables donde debemos recomponer, ya que nuestro estado físico y mental dependerá de lo que comamos y de cómo lo hagamos".

Cambia tus prioridades

Regresa a estudiar, a comer, Llena tu nevera de pescado, verdura y fruta de temporada, cereales integrales, agua, legumbres, frutos secos, aceite de oliva, carne magra y deja para oportunidades destacables la carne roja, los quesos grasos, la nata, la mantequilla, los lácteos enteros, el embutido, los rebozados, los fritos, el azúcar y los dulces.

Al fin y al cabo, diseña un tipo de nutrición sana con el apoyo de este libro, pero satisfactorio. Un plato de legumbres llena más que una hamburguesa e impide asaltos de hambre. Beber agua antes de comer nos asiste a estar humedecidos, remover líquidos y nos quita algo de apetito.

Cambiar los productos refinados por los integrales nos proporcionará más vitaminas, minerales, antioxidantes y más salud, debido a que son ricos en fibra y eso nos sacia y nos asiste a regular el tránsito intestinal. Si disfrutas el dulce, elige las configuraciones con edulcorantes, sin azúcares o con chocolate de más del 70% de cacao.

Mejora las botanas entre comidas

Si te entra hambre entre horas, toma una parte de fruta o un yogur desnatado, un puñadito de frutos secos, una infusión, una barrita energética, verduras crudas... Los snacks sanos previenen los cambios bruscos de glucemia (nivel de azúcar en sangre), asisten a que tengamos menos hambre en las comidas primordiales y administran la ansiedad y el apetito. Hay muchas configuraciones correctas para matar el gusanillo que aparece entre horas y que no nos aportan demasiadas calorías ni nos quitan el hambre de las comidas primordiales. Explota estas ingestas para que tu dieta sea completa y diferente.

La primera comida del día

Esta comida es sustancial porque rompe el ayuno, ayuda en nuestro desempeño físico e intelectual, nos facilita una precisa organización de las calorías en todo el día y le contribuye a nuestro cuerpo vitaminas, minerales y ácidos grasos fundamentales, de estas formas como nutrientes destacables para nuestro bienestar. Pero si no tienes ganas o no sueles desayunar temprano, no te fuerces y llévate algo para tomar a media mañana.

Cena muy poco

La cena debe ser menos contundente que la comida, pero sin ser pobre en nutrientes. Lo mejor es que tenga dentro una ración de verduras, otra de carbohidratos (pasta, arroz, patata o pan), una ración de proteínas (pescado, huevo, carne magra o legumbres) y una parte de fruta de postre o un lácteo desnatado. Para una mejor digestión, cena por lo menos dos horas antes de acostarte.

Ejercítate

Quemar calorías regularmente caminando sencillamente o llevando a cabo algún deporte asiste para regular la relación entre lo que se come y lo que se desgasta para vigilar el peso. La educación física se utiliza para quemar las calorías que sobran y asiste para transformar en músculo la grasa acumulada.

No olvides dormir y reposar

En la mayoría de los casos, requerimos reposar entre siete y ocho horas para que nuestro cuerpo se recupere de la actividad del día. Gracias a esto nuestro organismo se reincorpora a la dieta para luego de despertar seguir nuevamente con la dieta planteada desde el principio.

Conclusión

Son muchas las cosas y consejos que puedes tomar para mejorar considerablemente las condiciones en las que haces la dieta cetogénica. En este capítulo de adjunte las más comunes pero también son estas las que más resultados favorables nos ofrecen.

Tener una buena alimentación no es cosa de 2 días ya que lleva mucho esfuerzo, dedicación y enseñanza aprender a comer bien, a comer en medida de nuestro cuerpo y aportarle justo los alimentos que realmente necesita. La dieta cetogénica es tu mejor opción para bajar de peso ya que esta te ofrece todas las ventajas de las demás y en menos tiempo.

Capítulo 09 - Programar el metabolismo para quemar grasas

A todas esas personas que están acostumbradas a tener sobrepeso siempre les vino bien eso del metabolismo. Nadie sabe bien qué significa, pero en lugar de admitir que no haces nada de actividad física y que solo te encanta consumir comida, siempre habrá ese escape de emergencia para justificar toda la grasa que tengamos de más: "es mi metabolismo". Pero te preguntarás ¿Qué es esto?

El metabolismo significa "cualidad" o "sistema"– es el grupo de procesos químicos que hacen las células de los seres vivos para realizar todas las funcionalidades propias de estos. Y la mutación de los nutrientes de la comida en diferentes maneras de energía se encuentra dentro de las funcionalidades simples de éste.

¿Qué involucra el metabolismo?

Se trata de un complicado proceso químico mediante el cual tu organismo empieza a transformar los alimentos consumidos en energía pura.

Es un desarrollo complejo que combina todos tus comestibles y bebidas con el oxígeno para que tu cuerpo logre desplazarse y cumplir las funcionalidades 'silenciosas' cuando estás en reposo, como respirar, los cambios drásticos en los niveles hormonales, mantener bajo control la digestión y lograr que tu sangre circule. En sintetizadas cuentas, el metabolismo establece la agilidad a la cual quemas calorías y esto se conoce como tasa metabólica basal o metabolismo basal.

Agilidad del metabolismo

Cuando estamos hablando de un metabolismo "lento" o "rápido" hablamos a la agilidad con la que nuestro cuerpo ejecuta todas estas funcionalidades. Y esto es sustancial en lo relacionado a nuestra inclinación a ganar o adelgazar. Cuando nuestro metabolismo es más acelerado, el cuerpo quema más calorías, inclusive cuando no está llevando a cabo ninguna actividad física: el popular como metabolismo basal, esto es, la energía que nuestro cuerpo consume por día para trabajar sin ningún tipo de actividad agregada más allá de las funcionalidades fundamentales (las que quedan activas mientras dormimos).

¿Tienes metabolismo atrasado?

¿Tienes idea de por qué hay personas que poseen un metabolismo más rápido que muchas otras? ¿Es una cuestión genética o debe ver con nuestros hábitos de vida?

La clave está en nuestro metabolismo basal: "Se llama metabolismo basal al gasto energético que se produce cuando nuestro cuerpo está en reposo y que ejecuta 'únicamente' para sostener nuestras funcionalidades vitales, sin llevar a cabo ningún esfuerzo plus. Si nuestro gasto energético es bajo, tendemos a quemar escasas calorías y a amontonar grasa; tenemos la posibilidad de decir que poseemos un metabolismo retardado. Por el opuesto, un metabolismo ágil trata a toda agilidad los nutrientes y sigue muchísimo más activo en todo instante. Como es evidente, resulta más complicado adelgazar con un metabolismo retardado que con uno ágil.

El metabolismo es dependiente de:

Sí, la habitual cita "me cambió el metabolismo", tiene donde apoyarse con hechos reales ya sea para bien o para mal, y de hecho si es posible ya que el mismo depende de muchos factores que describiré a continuación. Pero veremos qué causantes son los que tiene el poder de cambiar nuestro metabolismo y cuáles tenemos la posibilidad de vigilar nosotros:

Nuestra carga genética: "Determina nuestro genotipo, lo que significa que cada célula de nuestro cuerpo tiene la información que requiere para realizar las reacciones químicas de una cierta forma para hallar la energía".

Hombre o mujer: "Los hombres tienen una tasa metabólica basal más alta que las mujeres porque tienen más grande porcentaje de masa muscular y requieren más energía. En cambio, las mujeres tienden a tener más grande proporción de masa grasa frente a los hombres, debido a que la mujer tiene escenarios más bajos de la hormona testosterona".

Alimentación: "No sólo importan las proporciones de comestibles que se consuman, sino además su calidad. Una dieta rica en hidratos de carbono sencillos, sin valor sobre nutrición, crea un desequilibrio en la metabolización de la glucosa. Cuando hay un exceso de azúcares en sangre, este azúcar se acumula con apariencia de grasa y hace el incremento de peso".

¿Qué tan viejos somos? "El metabolismo basal se va reduciendo mientras pasan los años. Este suceso, sumado a la vida más sedentaria que se consigue con los años, hace un incremento de peso al hacernos mayores".

Sistema endocrino "Se trata del grupo de tejidos y órganos del cuerpo encargados de segregar hormonas. Muchas de estas hormonas administran y regulan la proporción de grasa en el cuerpo. Pero un mal desempeño de este sistema puede influir de forma negativa en el metabolismo basal".

Consejos para poner nuestro metabolismo a quemar grasa

Ejercita tus músculos

Se requieren más calorías para sostener el músculo que la grasa, por lo cual si contamos con un buen tono muscular nuestro metabolismo va a ser más acelerado. Inclusive cuando no se usan para mover el cuerpo, los músculos queman energía en todo el día para convertirla en calor y sostener la precisa temperatura corporal (36-37°) tanto en verano como en invierno. El entrenamiento de fuerza, aquel designado a incrementar la masa muscular, es igual de sustancial para bajar de peso (o más) que el habitual entrenamiento aeróbico, como correr, montar en bicicleta o nadar. Y es principalmente sustancial desde alguna edad.

Si comes más y en menos cantidad, el metabolismo se hace más rápido

Hablamos de un consejo controvertido, pero no exento de defensores. Si nos encontramos un largo tiempo sin comer nada entre comidas nuestro nivel de azúcar en sangre decrece, lo que provoca que nos sintamos cansados y, además, que se ralentice nuestro metabolismo. Si tomamos chicos aperitivos saludables entre comidas –un puñado de frutos secos o una parte de fruta, por ejemplo– evitaremos pasar hambre, consumiremos menos calorías en la siguiente comida y mantendremos acelerado nuestro metabolismo.

Los investigadores llevan numerosos años advirtiendo que los horarios de las comidas son determinantes en las tácticas de adelgazamiento, pero las mismas tácticas no trabajan para todo el planeta. Hay personas para las que puede ser útil llevar a cabo seis comidas al día, pero otras harían bien en reducirlas. Cierto es que los periodos de ayuno hacen que se ralentice nuestro metabolismo, pero siempre que picamos algo se elevan los escenarios de insulina y bajan otra vez los de azúcar.

El picante es un increíble quemador

Los comestibles que tienen dentro chile picante –también popular como ají– tienen la posibilidad de ayudarnos a quemar grasas sin la necesidad de limitar las calorías de nuestra dieta. El chile, la cayena o los pimientos rojos picantes tienen dentro un elemento no tan popular por su nombre sino por los sudores que provoca: la capsaicina. Exactamente el ingrediente activo que otorga el picante a estos comestibles es el solicitado de bajar los lípidos corporales por medio de un mecanismo que incentiva la desaparición de las células grasas inmaduras, por lo cual podría contribuir a bajar de peso.

Al comer chiles o comestibles parecidos se incrementa inmediatamente la actividad metabólica cerca de un 20% y ésta sigue en el transcurso de un más alto de treinta minutos. A lo largo de ese rato, el cuerpo quema grasas.

Las hormonas juegan un papel esencial

Hay numerosas hormonas que juegan un papel sustancial en el cuidado del metabolismo y si sus escenarios no son los correctos tenemos la posibilidad de padecer patologías como el hipotiroidismo, que contribuyen al incremento de peso. Hormonas como la del desarrollo o la testosterona son causantes de proveer energía al cuerpo y crear músculo y, si su presencia no es la correcta, tenemos la posibilidad de sentirnos cansados y, además, engordar bastante más de la cuenta por bastante que cuidemos nuestra dieta.

En las mujeres, los cambios hormonales relacionados con la menopausia, que hace aparición alrededor de los 50 años, hacen que se acumule más grasa en la barriga y que sea más complicado hacerla desaparecer. Sólo el entrenamiento del cuerpo puede contribuir a las mujeres a no engordar pasada una edad, sin obligación de cambiar radicalmente la dieta.

Las proteínas son el combustible del metabolismo

Nuestro cuerpo tarda más tiempo y requiere más energía para descomponer y digerir la proteína que para procesar otros nutrientes. Precisamente, nuestro cuerpo gasta en torno al 20 o el 30% de las calorías que aportan las proteínas en digerir estas, comparando al 5 o 15% que requiere para procesar la grasa o los hidratos de carbono. Como en todo lo relacionado a la dieta, los excesos no son recomendables, pero al opuesto de lo que sucede cuando comemos hidratos de carbono que enseguida se guardan con apariencia de grasa, el exceso de proteínas se utiliza para conformar músculo, lo que paralelamente hace más rápido nuestro metabolismo.

La cafeína es un aliado espectacular

Aunque hablamos de uno de esos comestibles sobre los que existe muchísima información contradictoria, todo se ve señalar que los extravagantes beneficios del café sobrepasan con creces a sus aspectos negativos. El café no es sólo un poderoso incitante (algo que es bueno para unas cosas, malo para otras), además tiene un efecto vasodilatador y se ve impedir la aparición de anomalías de la salud como la diabetes o algunos tipos de cáncer.

Lo relacionado al metabolismo, el café es una de las escasas sustancias naturales que aceleran éste, prestando asistencia de esta forma a la quema de grasas. La bebida es, además, un enorme aliado si practicamos ejercicio. Varios deportistas toman numerosas tazas de café antes de competir, debido a que la cafeína incrementa los escenarios de adrenalina. Esta hormona prepara a nuestro cuerpo para un esfuerzo físico excepcional: provoca que las células grasas descompongan la grasa en el cuerpo, liberándola como ácidos grasos libres, que utilizamos como combustible cuando hacemos ejercicio.

Dormir bien durante la noche es bueno para su metabolismo.

Un óptimo descanso durante la noche no va a acelerar su metabolismo, pero no reposar puede llevarlo a incrementar de peso. La gente que no duermen lo bastante tienden a consumir más calorías de las que requieren, a lo mejor para lidiar con el sentimiento de cansancio. Organice su historia de forma que tenga bastante tiempo para reposar. Si tiene inconvenientes para reposar, busque formas de relajarse antes de irse a la cama y prepare su cuarto para que sea confortable para reposar. Dialogue con su proveedor de atención médica si los consejos de cuidados personales para reposar mejor no le asisten.

Existen muchas más formas de aumentar el rendimiento de nuestro metabolismo, una de ellas también es el consumo de agua ya que esta funciona como el aceite de nuestro motor vital para que nuestro organismo funcione de manera correcta y empiece a quemar calorías sin menor esfuerzo siguiendo todas las recomendaciones proporcionadas por la dieta cetogénica ya que para eso están los consejos que te he aportado a lo largo de este trabajo de investigación.

La dieta keto es muy buena en general, pero cuando la combinamos con hábitos que aceleran nuestro metabolismo, nos transformamos en unas auténticas máquinas de quemar grasa, así que toma esto en cuenta y comienza ya a organizar tu dieta cetogénica.

Capítulo 10 - Plan de comidas de 21 días para bajar de peso

Que es de una dieta cetogénica sin una buena cantidad de recetas que nos ayuden en el proceso de bajar de peso. Por eso está este capítulo. Aquí te hablaré y te plantearé un excelente plan de dietas cetogénicas para que logres bajar de peso en apenas 21 días.

El menú cetogénico puede ser muy exquisito. Ya que sencillamente estas intentando de sostener el cuerpo en un estado de cetosis, se puede utilizar una calculadora cetogénica que determine la proporción de macros (proteínas, grasas y carbohidratos) que necesitas consumir todos los días.

Si tienes pensado en evaluar esta dieta para adelgazar, hay algunas sugerencias de macros muy servibles para hacer más simple este desarrollo. La fórmula más popular es una proporción de 4: 1 de grasas y proteínas sobre hidratos de carbono. Algunos profesionales, que resaltan el potencial de la dieta cetogénica para tratar el cáncer, sugieren una proporción de 75% de grasas, 23% de proteínas, y 2% de hidratos de carbono. Para crear musculo, se sugieren solo 30 a 50 gramos de hidratos de carbono por día.

Fundamentalmente la iniciativa es que algún carbohidrato provenga de verduras. Si verdaderamente deseas marcar tus abdominales, comer 50% de grasas y 40% de proteínas, es una proporción que te ayudara a cumplir tu propósito en breve.

¿Sabías que las proteínas y grasas son inclusive más saciante que los hidratos de carbono?

Es así, una dieta ceto te dejara lleno más tiempo permitiéndote de esta forma consumir menos calorías. En esta clase de dietas, la mayor parte de las calorías van a ser que vienen de grasas, pero ten precaución, no se debe consumir algún grasa. Terminantemente tienes que estar lejos de las grasas trans.

Los antojos dulces tienen la posibilidad de ser difíciles de evadir. Pienso que todos luchamos contra ellos (me incluyo). Si deseas tener el cuerpo con el que siempre soñaste, debes ser fuerte.

Una dieta que diga baja en carbohidratos no significa que sea baja en calorías

Mucha gente que se escoge a evaluar una dieta baja en hidratos de carbono sigue estando bajo la influencia por la mala prensa que a lo largo de décadas recibieron las grasas, fundamentalmente desde principios de los 80, cuando tomó fuerza la iniciativa (errónea) de que comer grasas saturadas y/o productos con colesterol podía crear obesidad e inconvenientes cardiovasculares.
Esta fue la portada de Time en Marzo de 1984; una de las causantes de que se popularizaran las dietas bajas en grasa, que lejos de contribuir a hacer mejor la salud de la gente fueron parte considerable del inconveniente.

¿Realmente baja en carbohidratos?

Lo verdaderamente considerable desde mi criterio, no es tanto la proporción de carbohidrato como la aptitud de sostener una aceptable elasticidad metabólica.

¿Qué significa esto?

Que tu cuerpo sea con la capacidad de conseguir su energía de múltiples 'combustibles' diferentes. En la sociedad de hoy, tendemos a depender en exceso de los hidratos de carbono, y por consiguiente sólo entendemos quemar glucosa, con el resultado de que desactivamos la quema de grasa y poseemos hambre cada 2-3 horas. Esto es antinatural.

Si aprendemos a usar grasa como combustible primordial, vamos a tener mejor salud y no dependeremos de una ingesta recurrente de alimento. No obstante, si mantenemos todo el tiempo los hidratos de carbono muy bajos, tenemos la posibilidad de llegar al caso opuesto, donde perdemos alguna sensibilidad a la insulina porque jamás nos llega glucosa. Por eso, mi sugerencia es llevar generalmente una dieta baja en carbohidrato pero con aumentos periódicos que nos aseguren una aceptable elasticidad metabólica.

Plan de dietas de 21 días

Día 1:

Desayuno: Batido dietético

- 250 mililitros de yogur griego
- 2 cucharadas soperas de avena en hojuela
- 10 unidades de Uvas rojas

Batir y tomar.

Almuerzo: Salmón al horno

- Rodajas de salmón
- Limones
- Sal
- Pimienta
- Taza de aceite

Sazonar las rodajas de salmón al gusto con todos los ingredientes y luego meter al horno previamente calentado a unos 180 a 200 grados Celsius por 20 minutos.

Cena: Un par de bananas

Día 2:

Desayuno: Panqueques ligeros cetogénicos

- 3 tazas de harina
- 5 cucharaditas de polvo de hornear
- 2 y 1/4 tazas de leche
- 3 cucharadas de azúcar
- 1 cucharadita de sal
- 3 huevos
- 2 cucharadas de aceite o de manteca

1. Pongo en un bol - harina - polvo hornear - azúcar y sal y mezclo bien.

2. Mezclo todo.

3. Pongo una pizca de aceite en el sartén y colocar la porción de la masa o pasta resultante.

4. Al sartén

5. Prestar atención pues cuanto hace burbujas y queda perforado del lado de arriba, se da vuelta y listo

Almuerzo: Pollo asado

- Piezas de pollo
- Sal
- Pimienta
- Orégano
- Perejil
- Aceite de oliva

Debes tomar las piezas de pollo a cocinar y sazonarlas con todos los ingredientes a gusto. Luego pasa a la plancha de lado y lado unos 10 minutos cada lado aproximadamente.

Cena: Una merengada de leche con banana sin azúcar

Día 3:

Desayuno: Tostadas francesas

- 5 unidades de pan integral de molde integral
- 2 unidades de Huevo
- 80 mililitros de Leche (⅓ taza)
- 20 gramos de Mantequilla
- 1 mililitro de Esencia de vainilla
- 1 pizca de canela en polvo
- 1 puñado de Fresas

Mezclar todo y sumergir las rebanadas de pan integral, luego cocinar por ambos lados y servir.

Almuerzo: Ensalada natural

- Lechuga
- Tomate
- Cebolla
- Pepino
- Calabacín
- Sal
- Pimienta

Picar, revolver y sazonar todo al gusto.

Cena: Cereal orgánico con leche descremada

Día 4:

Desayuno: Avena con fresa y guineos

- 125 gramos de avena en hojuelas
- 1 taza de Leche (240 mililitros)
- 4 unidades de Fresas
- 1 unidad de Plátano
- 2 cucharadas soperas de Azúcar
- 1 pizca de canela en polvo
- 1 cucharada postre de Mantequilla
- 1 chorro de Esencia

Mezclar todo excepto las frutas, cocinar la avena y finalmente colocarle las frutas a modo de decoración.

Almuerzo: Ceviche de pescado

- Pescado de tu preferencia
- Limón
- Ajíes
- Cebolla
- Sal

Primero trocear el pescado para luego ponerlo a cocinar en la plancha unos minutos, luego en un bowl mezclar todos los ingredientes y añadir sal y jugo de limón al gusto.

Cena: Puedes escoger que cenar.

Día 5:

Desayuno: Tostadas de pan integral

- 4 rebanadas de pan de molde
- 1 pizca de canela molida
- 1 cucharada sopera de Almendras laminadas

Almuerzo: Muslos de pollo horneados con miel

- Varias piezas de muslos
- Sal
- Pimienta
- Taza de miel
- Jengibre picado finamente

Debes sazonar todos los muslos de pollo con bastante miel, sal, pimienta al gusto y por ultimo jengibre picado finamente. Hornear por 15 minutos cada lado a 235 grados C previamente calentado.

Cena: Un batido de bananas con leche

Día 6:

Desayuno: Sándwich de huevo

- 1 unidad de Bagel
- 2 lonchas de jamón dulce
- 1 loncha de queso
- 1 unidad de Huevo
- 1 pizca de Sal

Debes hacer el huevo tipo tortilla para después añadirlo y armar tu sándwich.

Almuerzo: Ensalada natural

- Lechuga
- Tomate
- Cebolla
- Pepino
- Calabacín
- Sal
- Pimienta

Picar, revolver y sazonar todo al gusto.

Cena: Pavo con chips de calabacín

- 1 Calabacín
- 300 gr de Pechuga de pavo
- 500 gr de Espinacas frescas
- 1 Cebolla
- 1 Pimiento rojo
- Aceite de oliva
- Sal al gusto

Debes pelar el calabacín, picar la cebolla y el pimiento. Cocina la pechuga en finas tiras y agrégale espinaca cortada en finos trozos. Añade sal y aceite al gusto y luego ponlo en el sartén por unos minutos de cada lado.

Día 7:

Desayuno: Tortitas de avena y manzana

- 1 unidad de manzana
- 1 unidad de Huevo
- 1 cucharada postre de Miel
- 1 unidad de Clara
- 50 gramos de Copos de avena
- ½ cucharadita de canela en polvo
- 3 cucharadas soperas de Agua

Batir toda la mezcla y luego cocinar en un sartén como una tortilla.

Almuerzo: Ensalada de camarones

- 250 grm de camarones frescos
- Rúcula
- Lechuga
- Jugo de limón
- Tomate cherry
- Aceite de oliva
- Semillas de sésamo

Debes cocinar los camarones en la plancha con el aceite de oliva por algunos minutos para luego proceder a mezclar con el resto de la ensalada previamente picada en pequeños trozos.

Cena: Batido saludable de sandía endulzado con una cucharada de miel

Día 8:

Desayuno: Tartaleta de pan con huevo

- 1 unidad de pan de molde
- 1 unidad de Huevo
- 1 pizca de Sal
- 1 pizca de Pimienta

Debes mezclar todos los ingredientes a manera de desintegrar el pan en el huevo y luego cocinarlo a modo tortilla.

Almuerzo: Hervido de verduras

- Trozo de calabaza
- Trozo de ocumo
- Trozo de cebolla
- Trozo de ajo
- Trozos de zanahoria
- Sal
- Pimienta

Picar todo en pequeños trozos y poner a hervir por 30 a 40 minutos con aproximadamente 2 a 3 tazas de agua, dependiendo de la cantidad de verduras.

Cena: Una fruta cualquiera.

Día 9:

Desayuno: Sándwich americano con huevo

- 3 rodajas de pan de molde
- 2 lonchas de jamón de pavo
- 2 láminas de queso mozzarella
- 2 hojas de lechuga
- 2 rodajas de tomate
- 20 gramos de Mantequilla
- 20 gramos de mayonesa
- 1 unidad de Cortador
- 1 pizca de Sal

Cocinar el huevo en un sartén y hacer una tortilla para luego proceder a armar el pan como un sándwich.

Almuerzo: Pollo asado

- Piezas de pollo
- Sal
- Pimienta
- Orégano
- Perejil
- Aceite de oliva

Debes tomar las piezas de pollo a cocinar y sazonarlas con todos los ingredientes a gusto. Luego pasa a la plancha de lado y lado unos 10 minutos cada lado aproximadamente.

Cena: Vaso de leche descremada con galleta.

Día 10:

Desayuno: Huevos revueltos con jamón y queso

- 2 huevos
- Jamón
- Queso

Picar el jamón y el queso para luego añadirlo al huevo batido y hacer el revoltijo.

Almuerzo: Ensalada de pollo

- Filete de pechuga sin hueso
- Perejil
- Lechuga
- Tomate
- Aceite de oliva
- Pimienta
- Sal
- Taza pequeña de vinagre

Debes cocinar la pechuga a la plancha picada en finas tiras para luego proceder a mezclar con el resto de los ingredientes previamente picados en finos trozos.

Cena: Ensalada de frutas con manzana, banana, yogurt ligero y sandia

Día 11:

Desayuno: Huevos revueltos con jamón y queso crema

- 2 huevos
- Jamón
- Queso crema a gusto

Picar el jamón y el queso crema a gusto para luego añadirlo al huevo batido y hacer el revoltijo.

Almuerzo: En este almuerzo tú puedes escoger qué deseas comer.

Cena: Una manzana.

Día 12:

Desayuno: Sándwich americano con huevo

- 3 rodajas de pan de molde
- 2 lonchas de jamón de pavo
- 2 láminas de queso mozzarella
- 2 hojas de lechuga
- 2 rodajas de tomate
- 20 gramos de Mantequilla
- 20 gramos de mayonesa
- 1 unidad de Cortador
- 1 pizca de Sal

Cocinar el huevo en un sartén y hacer una tortilla para luego proceder a armar el pan como un sándwich.

Almuerzo: Salmón al horno

- Rodajas de salmón
- Limones
- Sal
- Pimienta
- Taza de aceite

Sazonar las rodajas de salmón al gusto con todos los ingredientes y luego meter al horno previamente calentado a unos 180 a 200 grados Celsius por 20 minutos.

Cena: Una merengada de leche con banana sin azúcar

Día 13:

Desayuno: Sándwich de huevo

- 1 unidad de Bagel
- 2 lonchas de jamón dulce
- 1 loncha de queso
- 1 unidad de Huevo
- 1 pizca de Sal

Debes hacer el huevo tipo tortilla para después añadirlo y armar tu sándwich.

Almuerzo: Ensalada natural

- Lechuga
- Tomate
- Cebolla
- Pepino
- Calabacín
- Sal
- Pimienta

Picar, revolver y sazonar todo al gusto.

Cena: Una porción de yogurt con cereal

Día 14:

Desayuno: Tortitas de avena y manzana

- 1 unidad de manzana
- 1 unidad de Huevo
- 1 cucharada postre de Miel
- 1 unidad de Clara
- 50 gramos de Copos de avena
- ½ cucharadita de canela en polvo
- 3 cucharadas soperas de Agua

Batir toda la mezcla y luego cocinar en un sartén como una tortilla.

Almuerzo: Pollo asado

- Piezas de pollo
- Sal
- Pimienta
- Orégano
- Perejil
- Aceite de oliva

Debes tomar las piezas de pollo a cocinar y sazonarlas con todos los ingredientes a gusto. Luego pasa a la plancha de lado y lado unos 10 minutos cada lado aproximadamente.

Cena: Galleta integral de arroz con yogurt

Día 15:

Desayuno: Tortitas de avena y manzana

- 1 unidad de manzana
- 1 unidad de Huevo
- 1 cucharada postre de Miel
- 1 unidad de Clara
- 50 gramos de Copos de avena
- ½ cucharadita de canela en polvo
- 3 cucharadas soperas de Agua

Batir toda la mezcla y luego cocinar en un sartén como una tortilla.

Almuerzo: Muslos de pollo horneados con miel

- Varias piezas de muslos
- Sal
- Pimienta
- Taza de miel
- Jengibre picado finamente

Debes sazonar todos los muslos de pollo con bastante miel, sal, pimienta al gusto y por ultimo jengibre picado finamente. Hornear por 15 minutos cada lado a 235 grados C previamente calentado.

Cena: Un par de bananas

Día 16:

Desayuno: Huevos revueltos con jamón y queso crema

- 2 huevos
- Jamón
- Queso crema a gusto

Picar el jamón y el queso crema a gusto para luego añadirlo al huevo batido y hacer el revoltijo.

Almuerzo: Ceviche de pescado

- Pescado de tu preferencia
- Limón
- Ajíes
- Cebolla
- Sal

Primero trocear el pescado para luego ponerlo a cocinar en la plancha unos minutos, luego en un bowl mezclar todos los ingredientes y añadir sal y jugo de limón al gusto.

Cena: Cereal orgánico con leche descremada

Día 17:

Desayuno: Avena con fresa y guineos

- 125 gramos de avena en hojuelas
- 1 taza de Leche (240 mililitros)
- 4 unidades de Fresas
- 1 unidad de Plátano
- 2 cucharadas soperas de Azúcar
- 1 pizca de canela en polvo
- 1 cucharada postre de Mantequilla
- 1 chorro de Esencia

Mezclar todo excepto las frutas, cocinar la avena y finalmente colocarle las frutas a modo de decoración.

Almuerzo: Ensalada natural

- Lechuga
- Tomate
- Cebolla
- Pepino
- Calabacín
- Sal
- Pimienta

Picar, revolver y sazonar todo al gusto.

Cena: Puedes escoger que cenar.

Día 18:

Desayuno: Tartaleta de pan con huevo

- 1 unidad de pan de molde
- 1 unidad de Huevo
- 1 pizca de Sal
- 1 pizca de Pimienta

Debes mezclar todos los ingredientes a manera de desintegrar el pan en el huevo y luego cocinarlo a modo tortilla.

Almuerzo: Sándwich americano con huevo

- 3 rodajas de pan de molde
- 2 lonchas de jamón de pavo
- 2 láminas de queso mozzarella
- 2 hojas de lechuga
- 2 rodajas de tomate
- 20 gramos de Mantequilla
- 20 gramos de mayonesa
- 1 unidad de Cortador
- 1 pizca de Sal

Cocinar el huevo en un sartén y hacer una tortilla para luego proceder a armar el pan como un sándwich.

Cena: Batido saludable de sandía endulzado con una cucharada de miel

Día 19:

Desayuno: Batido dietético

- 250 mililitros de yogur griego
- 2 cucharadas soperas de avena en hojuela
- 10 unidades de Uvas rojas

Batir y tomar.

Almuerzo: Hervido de verduras

- Trozo de calabaza
- Trozo de ocumo
- Trozo de cebolla
- Trozo de ajo
- Trozos de zanahoria
- Sal
- Pimienta

Picar todo en pequeños trozos y poner a hervir por 30 a 40 minutos con aproximadamente 2 a 3 tazas de agua, dependiendo de la cantidad de verduras.

Cena: Ensalada de frutas con manzana, banana, yogurt ligero y sandia

Día 20:

Desayuno: Tostadas francesas

- 5 unidades de pan integral de molde integral
- 2 unidades de Huevo
- 80 mililitros de Leche (⅓ taza)
- 20 gramos de Mantequilla
- 1 mililitro de Esencia de vainilla
- 1 pizca de canela en polvo
- 1 puñado de Fresas

Mezclar todo y sumergir las rebanadas de pan integral, luego cocinar por ambos lados y servir.

Almuerzo: Salmón al horno

- Rodajas de salmón
- Limones
- Sal
- Pimienta
- Taza de aceite

Sazonar las rodajas de salmón al gusto con todos los ingredientes y luego meter al horno previamente calentado a unos 180 a 200 grados Celsius por 20 minutos.

Cena: Una manzana

Día 21:

Desayuno: Panqueques ligeros

- 3 tazas de harina
- 5 cucharaditas de polvo de hornear
- 2 y 1/4 tazas de leche
- 3 cucharadas de azúcar
- 1 cucharadita de sal
- 3 huevos
- 2 cucharadas de aceite o de manteca

1. Pongo en un bol - harina - polvo hornear - azúcar y sal y mezclo bien.
2. Mezclo todo.
3. Pongo una pizca de aceite en el sartén y colocar la porción de la masa o pasta resultante.
4. Al sartén
5. Prestar atención pues cuanto hace burbujas y queda perforado del lado de arriba, se da vuelta y listo

Almuerzo: Ensalada de pollo

- Filete de pechuga sin hueso
- Perejil
- Lechuga
- Tomate
- Aceite de oliva
- Pimienta
- Sal
- Taza pequeña de vinagre

Debes cocinar la pechuga a la plancha picada en finas tiras para luego proceder a mezclar con el resto de los ingredientes previamente picados en finos trozos.

Cena: Pavo con chips de calabacín

- 1 Calabacín
- 300 gr de Pechuga de pavo
- 500 gr de Espinacas frescas
- 1 Cebolla
- 1 Pimiento rojo
- Aceite de oliva
- Sal al gusto

Debes pelar el calabacín, picar la cebolla y el pimiento. Cocina la pechuga en finas tiras y agrégale espinaca cortada en finos trozos. Añade sal y aceite al gusto y luego ponlo en el sartén por unos minutos de cada lado.

Capítulo 11 - Recetas y productos que comprar

Bacalao con verduritas

Ingredientes:

- 4 porciones de lomo de bacalao fresco o desalado
- 2 zanahorias
- 300 g de judías verdes planas
- 2 patatas grandes
- 1 diente de ajo
- 1 ramita de tomillo
- Aceite de oliva
- Sal y pimienta

Preparación

1. Cortar las zanahorias y las judías. Primero, raspa y lava las zanahorias, y córtalas en bastoncitos muy finos y cortos. Luego, despunta las judías y, si las tienen, retira las hebras. Lávalas y córtalas del mismo modo que las zanahorias.
2. Preparar las patatas. Pela las patatas, lávalas, y pártelas en rodajas. Coloca tres o cuatro superpuestas, y córtalas en bastoncitos del mismo tamaño que los de las judías y las zanahorias.
3. Añadir el ajo picado. Dispón todas las hortalizas en un cuenco, añade el ajo pelado y muy picado, salpimienta, riégalo todo con una cucharada de aceite, y remueve.
4. Lavar el pescado. Precalienta el horno a 2000. Mientras, lava el pescado y sécalo con papel de cocina, por un lado. Y por otro, corta 4 hojas de papel sulfurado de unos 40 cm de lado (una por persona). Dóblalas por la mitad como si hicieras un libro, y vuelve a desdoblar.
5. Montar el papillote. Pincela con aceite la cara interior de los papeles, dejando un margen limpio alrededor. Dispón en ellos las

verduritas cortadas, el bacalao encima, y una ramita de tomillo lavada.
6. Hornear y servir. Sella los cuatro papillotes doblando los extremos varias veces hacia dentro. Hornéalos y sirve en seguida.

Tacos veganos 1

Ingredientes:

- 2 piezas de chile guajillo desvenados, para el adobo
- 2 piezas de chile cascabel desvenados, para el adobo
- 1 taza de agua caliente, para el adobo
- 1/4 de cebolla blanca para el adobo
- 2 dientes de ajo para el adobo
- 1/4 de taza de vinagre blanco para el adobo
- 1 cucharadita de pimienta gorda para el adobo
- 1 cucharadita de comino para el adobo
- 1/2 taza de Puré de Tomate con Chilpotle
- 1 cucharada de aceite de oliva
- 1 taza de cebolla blanca fileteada
- 1/2 taza de epazote picado
- 4 tazas de champiñón fileteado
- 1 cucharada de sal
- 1 cucharada de pimienta
- 8 tortillas de maíz taqueras
- suficiente de aguacate cortado en gajos
- suficiente de verdolagas frescas
- suficiente de queso fresco desmoronado
- suficiente de rábano cortado en rodajas

Preparación

1. En un bowl, remoja los chiles con agua caliente hasta que estén suaves; reserva.
2. Licúa los chiles con un poco del líquido en el que se remojaron, la cebolla, el ajo, el vinagre, la pimienta, el comino y el Puré de Tómate con Chipotle Del Fuerte® hasta obtener un adobo terso.
3. Calienta un sartén a fuego medio con el aceite y cocina la cebolla hasta que esté brillante, agrega el epazote, los champiñones y el adobo, cocina 5 minutos más, sazona a tu gusto con sal y pimienta.

4. Calienta en un comal a fuego medio las tortillas.
5. Sirve los champiñones en adobo sobre las tortillas, decora con aguacate, quintonil, jitomate, queso fresco y rábano.

Ensalada cremosa de pepino

Ingredientes:

- 1 taza de pepino cortado en cubos
- 1 taza de chayote cocido y cortado en cubos
- 1/2 taza de apio picado finamente
- 1/2 taza de elote amarillo
- 1 taza de col rebanada finamente
- 1 taza de jamón picado en cubos
- 1 taza de mayonesa
- 1 taza de crema ácida
- 1 taza de queso fresco cortado en cubos
- al gusto de sal
- al gusto de pimienta
- suficiente de cilantro hojas para decorar

Preparación

1. En un recipiente, mezcla el pepino, el chayote, el apio, el elote amarillo, la col y el jamón. Luego añade la mayonesa, la crema y el queso. Sazonar con sal y pimienta, y agrega el cilantro; mezcla hasta incorporar por completo.
2. Decora con hojas de cilantro. ¡Disfruta!

Tamales de champiñones

Ingredientes:

- 4 chiles guajillos
- 3 chiles anchos
- 1 diente de ajo
- 1/4 de cebolla
- 1 taza de agua de cocción de los chiles
- al gusto de sal
- 2 cucharadas de aceite vegetal
- 2 tazas de champiñón fileteado
- 2 cucharadas de aceite vegetal
- al gusto de sal
- 1/2 kilo de harina para tamales
- 1/4 de kilo de manteca
- 1 cucharadita de polvo para hornear
- 1 cucharadita de sal
- suficiente de caldo de verduras
- suficiente de queso asadero cortado en tiras
- suficiente de hoja de plátano asadas
- suficiente de cilantro

Preparación

1. Para la salsa: en una olla con agua hirviendo, cuece los chiles guajillo y ancho con el ajo y la cebolla por 3 minutos. Luego muélelos con un poco de sal y una taza de agua de la cocción de los chiles. Fríe la salsa por 3 minutos y reserva.
2. Cuece los champiñones a fuego medio con un poco de aceite por 3 minutos y reserva.
3. Para los tamales: bate la manteca hasta esponjar; agrega la harina para tamal, el polvo para hornear y la sal. Agrega caldo de verduras hasta obtener la textura deseada (aproximadamente 3 tazas).

4. Arma los tamales colocando la hoja de plátano como base, agrega masa de tamal, salsa, una tira de queso y champiñones; cierra el tamal y cuécelos en vaporera por 40 minutos (aproximadamente).
5. Sirve y decora con cilantro. Disfruta.

Avena con puré

Ingredientes:

- 5 manzanas para el puré
- suficiente de agua para el puré
- 1 taza de azúcar para el puré
- 2 cucharadas de jugo de limón para el puré
- 1 raja de canela para el puré
- 2 piezas de clavo para el puré
- 2 tazas de avena
- 1/4 de taza de nuez para la avena
- 1/4 de taza de pasa para la avena
- 1/4 de taza de cacahuate para la avena
- 1 taza de yogurt para acompañar
- suficiente de miel para decorar

Preparación

1. Para el puré, con ayuda de un pelador retira la cáscara de las manzanas y córtalas en cubos medianos. En una ollita a fuego medio hierve agua, agrega las manzanas, el azúcar, el jugo de limón, la canela y el clavo, cocina hasta que la manzana esté suficientemente blandita.
2. Retira la canela y el clavo; cuela y machaca la manzana sobre un bowl hasta que tenga consistencia de puré. Reserva.
3. Para la avena, en un sartén a fuego bajo, tuesta la avena junto con la nuez, las pasas y los cacahuates por 6 minutos. Reserva.
4. Sobre un vaso coloca un poco de yogurt, agrega puré de manzana y granola, repite hasta llenar el vaso y terminar con avena. Decora con un poco de miel y ¡disfruta!

Picadillo vegetariano

Ingredientes:

- 3 cucharadas de aceite vegetal
- 1 taza de cebolla picada finamente
- 1 cucharada de ajo picado finamente
- 1 taza de zanahoria
- 1 taza de papa
- 1 taza de chícharo
- 2 tazas de lenteja cocidas
- 1 taza de agua
- 1 taza de jitomate picado
- 1 cucharadita de comino en polvo
- 1/2 taza de puré de tomate
- al gusto de sal
- al gusto de pimienta
- suficiente de tostadas
- suficiente de queso para decorar
- suficiente de crema para decorar

Preparación

1. Calienta un sartén a fuego medio y agrega el aceite vegetal; fríe la cebolla y el ajo, agrega la zanahoria, la papa y el chícharo. Sazona y agrega agua, cocina 10 minutos y espera a que se consuma.
2. Agrega las lentejas y el jitomate, sazona con comino, sal y pimienta; cocina 3 minutos y retira del fuego.
3. Arma las tostadas con el picadillo, crema y queso. Disfruta.

Taco vegetariano

Ingredientes:

- 2 cucharadas de mantequilla
- 1 cucharada de ajo picado finamente
- 1/2 taza de cebolla
- 2 tazas de champiñón
- 2 tazas de calabaza picada en cubos chicos
- 1 taza de elotito
- 1 cucharadita de epazote seco
- 1 frasco de Salsa de Xoconostle
- al gusto de sal
- suficiente de tortilla
- 1 taza de queso panela cortado en cubos
- suficiente de cilantro
- suficiente de sal

Preparación

- En un sartén a fuego medio, calienta la mantequilla, sofríe la cebolla y el ajo, agrega los champiñones, la calabaza, los elotitos y el epazote, y cocina por 5 minutos, hasta que estén dorados; agrega la Salsa de Xoconostle y cocina 2 minutos más.
- Para armar los tacos: en una tortilla, sirve los vegetales, decora con queso y cilantro. Disfruta.

Sushi de pepino

Ingredientes:

- 1 taza de surimi finamente picado, para salsa tampico
- 1/4 de taza de mayonesa para salsa tampico
- 1/8 de taza de vinagre de arroz para salsa tampico
- 1/8 de taza de jugo de limón para salsa tampico
- 3 cucharadas de salsa ponzu para salsa tampico
- 1/4 de cebolla morada para salsa tampico
- 1/2 taza de queso crema para salsa tampico
- 1 chile serrano para salsa tampico
- 1 pizca de sal para salsa tampico
- 1 pizca de pimienta para salsa tampico
- 1/4 de taza de masago para salsa de chipotle
- 2 cucharadas de Chile chipotle molido para salsa de chipotle
- 1/4 de taza de mayonesa para salsa de chipotle
- 1 cucharada de jugo de limón para salsa de chipotle
- 2 pepinos
- 1 taza de arroz cocido, para rellenar
- suficiente de salmón cortado en tiras largas, para rellenar
- suficiente de ajonjolí negro para rellenar

Preparación

1. En un bowl, mezcla el surimi, la mayonesa, el vinagre de arroz, el jugo de limón, la salsa ponzu, la cebolla morada, el queso crema y el chile serrano; sazonar con sal y la pimienta. Reserva en refrigeración.
2. En un bowl mezcla el masago, el chipotle molido, la mayonesa y el jugo de limón hasta conseguir una mezcla homogénea. Reserva.

3. Sobre una tabla, corta el pepino en dos mitades con ayuda de un cuchillo, ahueca el centro y rellena con la preparación de tampico, el arroz, el salmón, corta en rodajas de 2 mm de grosor y reserva.
4. Sirve con la salsa de chipotle y el ajonjolí, y acompáñalo con la salsa de soya. Disfruta.

Tacos veganos 2

Ingredientes:

- 1/2 taza de almendra ligeramente tostada para crema vegana
- 1/2 taza de nuez de la india remojada, para crema vegana
- 1 cucharada de sal para crema vegana
- 1/4 de taza de agua para crema vegana
- 1/4 de taza de jugo de limón para crema vegana
- 2 piezas de jitomate para relleno
- 1 pieza de chile ancho limpio, desvenado e hidratado, para el relleno
- 2 dientes de ajo para el relleno
- 1 cucharada de aceite vegetal para el relleno
- 1/2 pieza de cebolla
- 3 tazas de zanahoria rallada para el relleno
- 12 piezas de tortillas de maíz calientes
- suficiente de aceite vegetal para freír
- al gusto de pico de gallo
- al gusto de aguacate en gajos

Preparación

1. Para la crema vegana, licúa la almendra con la nuez de la india, la sal, el agua, el jugo de limón y el aceite de coco hasta obtener una mezcla muy tersa. Reserva.
2. Para el relleno, licúa el jitomate con el chile ancho hidratado y el ajo hasta obtener un caldillo, reserva. Calienta un sartén a fuego medio con el aceite, acitrona la cebolla y añade la zanahoria y el caldillo que licuaste con anterioridad y cocina alrededor de 10 minutos o hasta que la zanahoria esté suave. Retira y enfría.
3. Sobre una tabla rellena tus tortillas de maíz con la preparación anterior, forma tus tacos y asegura con un palillo si es necesario.

4. Calienta una sartén a fuego medio con el aceite, fríe los tacos hasta que estén crujientes, retira de la fritura y coloca en papel absorbente.
5. Sirve 3 tacos en cada plato y cobre una cama de lechuga, agrega el pico de gallo, la crema de nuez de la india y el aguacate. Disfruta.

Tacos de lechuga

Ingredientes:

- 700 gramos de filete de res sin grasa
- 1/2 pieza de cebolla
- 1 cabeza de ajo
- suficiente de agua
- al gusto de sal
- 3 piezas de jitomate en cubitos
- 1/2 pieza de cebolla fileteada
- 4 piezas de chile serrano finamente picado
- 1 cucharada de cilantro finamente picado
- 1 cucharadita de orégano
- 2 cucharaditas de aceite de oliva
- 2 cucharadas de vinagre blanco
- 4 piezas de limón cortado por la mitad
- 12 hojas de lechuga
- al gusto de aguacate para decorar
- al gusto de rábano en rodajas para decorar
- al gusto de cebolla cambray en medios aros, para decorar

Preparación

1. En una olla con agua, cuece el filete de res con la cebolla, la cabeza de ajo y sal por 1 hora. Deja enfriar, deshebra y reserva.
2. En un bowl mezcla carne con el jitomate la cebolla, el chile serrano, el cilantro, el orégano, el aceite de oliva, el vinagre blanco, el jugo de los limones, sazonar con sal y pimienta.
3. Coloca un poco de salpicón en una hoja de lechuga, agrega láminas de aguacate, rábanos y decora con aros de cebolla cambray. Disfruta.

Ensalada de pollo con macarrones

Ingredientes:

- 150 gramos de pasta corta. Macarrones van bien.
- 1 pechuga de pollo
- Algunas hojas de lechuga
- Hojas de rúcula
- ½ Cebolla
- ¼ de pimiento rojo
- Un puñado de maní
- Una pizca de orégano
- Aceite de oliva
- Sal
- Pimienta
- ½ limón opcional.

Preparación

1. Cocina la pasta en una olla con agua y una pizca de sal. Cuando esté al dente retira del fuego y enfría inmediatamente con agua helada.
2. Haz la pechuga de pollo a la plancha. Déjala reposar una vez lista y desméchala o pícala en trozos con un cuchillo.
3. Corta con las manos las hojas de lechuga y rúcula. Calcula las porciones de cada una según tu gusto.
4. Pica la cebolla y el pimiento en cubos pequeños.
5. Ahora simplemente mezcla todos los ingredientes en un bowl donde quepan cómodamente.
6. Agrega sal, pimienta, un toque de orégano y aceite de oliva.
7. Si te gusta el toque ácido, puedes ponerle un chorro de jugo de limón.

Pasta con atún formato ensalada

Ingredientes:

- 100 gramos de pasta corta macarrones o tornillos van bien
- 2 latas de atún
- ½ cebolla
- 6 o 7 tomares cherry
- Algunas hojas de lechuga fresca
- ½ lata de maíz
- Sal
- Pimienta
- Aceite de oliva
- Vinagre balsámico
- 1 huevo duro

Preparación

1. Cocina la pasta en una olla con agua, de manera tradicional. Una vez esté lista, cuélala y ponla a enfriar.
2. Pica la cebolla en cubos pequeños.
3. Corta los tomates cherry por la mitad
4. Lava bien la lechuga y pícala con las manos en tiras o en la forma que quieras.
5. Si decides ponerle el huevo duro pues cocínalo y resérvalo.
6. Coje un bowl y agrega las latas de atún sin el líquido. Lo mismo con el maíz. Agrega todos los demás ingredientes.
7. Ponle sal y pimienta al gusto, un buen chorro de aceite de oliva, el vinagre balsámico y mezcla bien.

Cremosa crema de calabacín

Ingredientes:

- 1/2 Kg . de calabacines con la piel bien lavados y sin las puntas
- 4 tazas de de caldo de vegetales
- 1 cebolla mediana picada
- 2 diente de ajo picados
- 1 manojo de cilantro
- Sal y pimienta al gusto
- 2 cucharadas de mantequilla
- Un chorrito de aceite de oliva
- 1 cucharada de nata por persona
- Perejil picado

Preparación

1. Colocar en una olla la mantequilla y el aceite de oliva, agregar el ajo y la cebolla, saltear hasta que este transparente.
2. Añadir los calabacines cortados en ruedas y sofreír a fuego medio por unos 4/5 minutos, removiendo para que no se quemen.
3. Agregar el caldo de verduras hasta cubrir los calabacines, añadir los granos de pimienta y la sal, dejar cocinar hasta que ablande.
4. Agregar el cilantro, rectificar la sal, retirar del fuego y dejar enfriar.
5. Triturar en la licuadora colocando primero los calabacines y agregando el caldo deseado hasta que tenga la textura de crema.
6. Calentar para servir y agregar una cucharada de nata a cada plato, decorar con perejil.
7. En lugar de la nata y el perejil, puede espolvorear con queso parmesano

Berenjenas con relleno

Ingredientes:

- 100 gramos de queso mozzarella en rebanadas
- 1 cebolla blanca pequeña
- 1 pimiento rojo
- Pimienta negra molida
- Sal
- 2 dientes de ajo grandes
- 250 gramos de carne picada de ternera
- 2 berenjenas grandes
- 50 gramos de queso parmesano rallado
- 4 hojas de laurel
- Aceite vegetal de sabor neutro girasol, canola...
- 1 cucharadita cafetera de orégano en polvo
- 1 cucharadita cafetera de romero en polvo

Preparación

1. Vamos a comenzar por precalentar el horno a 180 grados.
2. Mientras esperamos a que se caliente, vamos a poner a punto las berenjenas. Hay que dejarles la piel, cortarlas a la mitad a lo largo, y eliminar la parte de la rama que les queda como cabeza.
3. Una vez cortadas las mitades de berenjena, vamos a hacer unos pequeños cortes en cruces o rejilla sobre la pulpa del centro de cada mitad.
   Los cortaremos al estilo de los que hacemos sobre las calabacitas en nuestra receta de calabacines rellenos. Esto lo haremos con la punta de un cuchillo.
4. Luego meteremos los trozos de berenjena en remojo, en un recipiente con agua, durante unos diez minutos.
5. Mientras se remojan las berenjenas, podemos aprovechar para empezar a preparar el relleno. Hay que pelar la cebolla y cortarla en cubos pequeños.

6. También vamos a pelar los dientes de ajo y cortarlos en trozos muy menudos, o triturarlos.
7. El otro ingrediente que aprovecharemos para picar es el pimiento rojo. Debe estar bien limpio. Vamos a retirar las semillas, las partes blancas internas y lo que resta del tallo, para picarlo en pequeños cubos. Luego reservaremos todos los vegetales picados.
8. Pasados los 10 minutos, vamos a sacar las berenjenas del agua, para luego escurrirlas muy bien.
9. Una vez escurridas, acomodaremos las mitades de berenjenas en una bandeja o recipiente apto para hornear, y las cubriremos con un chorro de aceite, en forma de S, que deberá formar muchas curvas sobre la pulpa de cada una.
10. Acto seguido, nuestras berenjenas irán al horno durante 20 minutos.
11. Fuera del horno y paralelamente, seguiremos trabajando en el relleno para las berenjenas. Vamos a calentar un sartén con una cucharada de aceite y ahí, a fuego medio, vamos a cocinar los trocitos de ajo y cebolla, hasta que los últimos comiencen a tornarse transparentes.
12. Enseguida vamos a incorporar los trozos de pimiento rojo y la carne molida. Vamos a dejarlos cocinar de 12 a 15 minutos, revolviendo con frecuencia.
13. Al momento de añadir la carne y el pimiento picado al sartén, probablemente ya haya
pasado el tiempo de cocción de las berenjenas. Vamos a sacarlas del horno y a proceder con mucho cuidado para el siguiente paso, porque van a estar bien calientes.
14. Con la ayuda de cubiertos largos, y de los cortes que previamente habíamos realizado en la pulpa, vamos a retirar el centro de esta. Hay que dejar solo la pulpa más próxima a la piel, y
sobre todo, tener cuidado de no dañar esta última. De esta manera, obtendremos una especie de "tazas de berenjena", para rellenar.
15. Al estar caliente y horneada la berenjena, el paso anterior no debe dar ninguna complicación. Al contrario, la pulpa debería desprenderse con mucha facilidad, incluso con la ayuda de una cuchara de cocina. Una vez retirada esta parte, La picaremos en

trocitos pequeños y la incorporaremos al sartén donde se cocina la carne.
16. Ahora aprovecharemos de añadir el toque de romero, el de orégano, además de sal y pimienta al gusto, a esta mezcla de relleno. Hay que revolver todo bien.
17. Pasados los 15 minutos de cocción de la carne, vamos a tomar una parte con un cucharón, y utilizarla para rellenar una de las "tazas de berenjena". Hay que repetir el proceso hasta llenar todas las mitades.
18. Luego vamos a distribuir las rebanadas de mozzarella para cubrir las mitades, y a terminar añadiendo el queso rallado en partes iguales,
acomodando una hoja de laurel entre el queso, para cada pedazo de berenjena.
19. Este el momento de regresar el recipiente o bandeja con las berenjenas al horno, ahora para
20. gratinarlas. Haremos esto a 200 grados centígrados, por 10 minutos (15 minutos, si fuera necesario para bien derretir el queso).

Estas recetas fueron obtenidas gracias a diferentes fuentes de comidas saludables reflejadas en la lista de referencias de este libro.

Conclusión

A lo largo de todo este libro he hablado sobre diferentes aspectos fundamentales de la dieta cetogénica. Te expliqué a detalle los orígenes de la misma, quienes fueron los primeros en usarlas, de dónde proviene su nombre y otras cosas que sin dudas pusieron a prueba tus conocimientos generales.

Conociste con detalle cuales eran las definiciones de la dieta cetogénica y para qué motivos es utilizada la misma.

La "dieta cetogénica" o "dieta Keto", es un plan de nutrición que radica en reducir los hidratos de carbono y incrementar las grasas para lograr que tu cuerpo, use la grasa como una fuente de energía, más allá de que el cuerpo y las pretensiones de cada individuo son sutilmente diferentes.

Una grandiosa carta de diferentes beneficios que expliqué a detalle en capítulos anteriores

Los beneficios de la dieta Keto o cualquier dieta saludable alta en grasas se manifiestan de muchas maneras diferentes. Vi pacientes que mejoraron drásticamente sus problemas de hipertensión, dolor en las articulaciones e incluso su nivel de concentración con dietas altas en grasas. La grasa ayuda a vaciar las articulaciones, nutre el corazón, la piel y el cerebro. El cerebro humano está compuesto por un 60% de grasa mínima y es por eso que es muy importante que consumamos alimentos grasos para optimizar el flujo sanguíneo en nuestros cerebros.

La Dieta Keto es un régimen alimenticio que vale la pena intentar

¡Claro que vale la pena! En diferentes estudios, la efectividad de la dieta cetogénica se probó junto con las dietas no cetogénicas para perder peso, y se descubrió que ambas tenían un impacto similar en la magnitud de la pérdida de peso si tenían una ingesta calórica, aunque la dieta cetogénica en algunos casos mostró Efecto ligeramente mayor.

En los primeros capítulos de este libro hablé claramente sobre todos los asombrosos beneficios que la dieta cetogénica tiene para ofrecernos. Como con la ayuda de todo el proceso de cetosis nuestro cuerpo se ve beneficiado en una asombrosa pérdida de peso y también en como ayuda la cetosis a mejorar enfermedades cardiovasculares e incluso es muy buena contra los efectos de la diabetes.

La Cetosis es un asombroso regalo de la evolución humana

Algo primordial en las dietas cetogénicas es el estado diferente que produce la circulación de cuerpos cetónicos en el organismo y que apoya la sepa de hambre, lo cual incentiva sin lugar a dudas la disminución del peso al achicar las ingestas alimentarias y además, tiene más grande poder satisfactorio dada la enorme presencia de proteínas y grasas que son menos simples de digerir que los hidratos.

¿Qué mensaje deber llevarte de este libro?

El mensaje que todo buen lector debe tomar sobre un libro como el de esta categoría que acabas de terminar de leer es muy simple. Todo el aprendizaje, las curiosidades y también los nuevos datos e información precisa que se te fue impartida a lo largo del libro es información valiosa la cual todos desearían tener.

El conocimiento heredado a lo largo de las páginas de este libro es el mejor mensaje que te puedes llevar de esta ilustración la cual ha llevado tanto tiempo elaborar. A lo largo de este libro te enseñé los detalles más importantes y resaltantes de la dieta cetogénica, te enseñé los principios fundamentales para que tú mismo o tú misma pudieras comenzar por tú cuenta el proceso de cambio alimenticio que tanto buscas y eso sin dudas es un regalo que siempre debes llevar contigo.

Al instante de que hayas terminado de leer todo este riguroso trabajo de exploración, habré cumplido la promesa que te hice al inicio, en la cual expresé que te daría todas las utilidades y los entendimientos necesarios para que pudieras incursionar de manera correcta en el estilo de la dieta cetogénica para que comiences a disfrutar de todos los provecho que esta tiene para ti. Siempre agradezco al lector por haberse tomado el tiempo de leer esta ilustración y por ende este no será la excepción, muchas gracias por haber leído todo este texto. Espero que toda la información, consejos, tips, trucos, recetas, menús y demás hayan sido de tu total agrado y espero funcionen realmente en ese tan anhelado cambio alimenticio que tanto buscas.

Un corto mensaje del Autor:

Hey, ¿Estás disfrutando el libro? ¡Me encantaría escuchar tus opiniones! Muchos lectores no saben qué tan difíciles de obtener son las críticas y cuánto ayudan a un autor.

20 opiniones de clientes

⭐⭐⭐⭐⭐ 5,0 de 5 estrellas

5 estrellas	100%
4 estrellas	0%
3 estrellas	0%
2 estrellas	0%
1 estrella	0%

Valorar este producto

Comparte tu opinión con otros clientes

Comparte tus pensamientos con otras personas

[Escribir mi opinión]

Estaría increíblemente agradecido si podrías tomar tan solo 60 segundos para escribir una corta reseña personal de este libro en Amazon.

¡Gracias por tomarte el tiempo de compartir tu opinión! Tu opinión hará una genuina diferencia para mí y ayudará a ganar exposición para mi trabajo.

Referencias

- Estetic. (s.f.). Recuperado 2 noviembre, 2019, de:https://www.consalud.es/estetic/nutricion/tips-++para-seguir-una-dieta-con-exito-y-no-++desesperarte_60129_102.html
- 10 claves para perder peso. (s.f.). Recuperado 2 noviembre, 2019, de https://www.alimmenta.com/dietas/adelgazamiento++/10-claves-comenzar-tratamiento-++adelgazamiento-exito/
- 14 alimentos que debes comer si…. (2014, 6 octubre). Recuperado 2 noviembre, 2019, de https://www.elconfidencial.com/alma-corazon-++vida/2014-10-06/las-14-alimentos-que-debes-++comer-si-quieres-perder-peso_223848/
- 8fit. (2019, 2 noviembre). No se ha encontrado la página. Recuperado 2 noviembre, 2019, de https://www.xatakaciencia.com/salud/entrar-++estado-cetosis-para-adelgazar-ciencia-te-++habla-sus-beneficios-sus-riesgos
- Alimenta. (s.f.). 10 claves para adelgazar. Recuperado 2 noviembre, 2019, de https://www.alimmenta.com/dietas/adelgazamiento++/10-claves-comenzar-tratamiento-++adelgazamiento-exito/
- Daniela Echeverri Castro, D. E. (2019, 23 enero). Descubre cuál es la mejor dieta para las personas con…. Recuperado 2 noviembre, 2019, de https://mejorconsalud.com/mejor-dieta-++diabeticos/
- Diabetes y beneficios de una dieta. (2016, 5 diciembre). Recuperado 2 noviembre, 2019, de https://www.elconfidencial.com/alma-corazon-++vida/2016-12-05/alimentos-adelgazar-en-dos-++dias_1298306/
- DIETA CETOGÉNICA - Dieta KETO | ▷ Medicina Información. (2019, 28 octubre). Recuperado 2 noviembre, 2019, de https://medicinainformacion.com/dieta-++cetogenica/
- Elconfidencial. (2016, 20 abril). trucos para acelerar el metabolismo…. Recuperado 2 noviembre, 2019, de https://www.elconfidencial.com/alma-corazon-++vida/2016-04-20/los-siete-trucos-para-++acelerar-el-metabolismo-y-adelgazar-de-forma-++mas-sencilla_1185655/

- Fatima Denis, F. D. (2015, 18 septiembre). ¿Que Tan Efectiva es la Dieta Cetogenica Para Perder Peso? Recuperado 2 noviembre, 2019, de https://www.tipsnutritivos.com/dieta-++cetogenica/
- Kiwilimon®, Copyright © 2010-2017. (s.f.). Recetas de cocina. Recuperado 2 noviembre, 2019, de https://www.kiwilimon.comla alimentación en la diabetes. (s.f.). Recuperado 2 noviembre, 2019, de https://www.fundaciondiabetes.org/general/artic++ulo/127/la-alimentacion-en-la-diabetes-tipo-2
- MSN. (s.f.). 30 formas de mejorar tu metabolismo. Recuperado 2 noviembre, 2019, de:https://www.msn.com/es-pe/salud/nutricion/las-++30-mejores-formas-de-acelerar-tu-metabolismo-++despu%C3%A9s-de-los-30/ss-AAjr4Ps
- Okairy Zuñiga, O. Z. (2019, 24 enero). 5 beneficios de seguir una dieta…. Recuperado 2 noviembre, 2019, de https://mejorconsalud.com/5-beneficios-seguir-++dieta-cetogenica/
- Posted By: Marta Rey, M. Y. (2018, 4 septiembre). Ventajas y desventajas de la dieta cetogénica. Recuperado 2 noviembre, 2019, de https://imeoobesidad.com/blog/ventajas-y-++desventajas-de-la-dieta-cetogenica/
- Página no encontrada. (s.f.). Recuperado 2 noviembre, 2019, de https://8fit.com/es/nutricion/como-detectar-++la-cetosis/
- Raquel Rodríguez, R. R. (2018, 29 noviembre). El estado de cetosis en las dietas. Recuperado 2 noviembre, 2019, de http://muysaludable.sanitas.es/nutricion/estado++-cetosis-las-dietas/
- Soluciones para la Diabetes. (s.f.). Recuperado 2 noviembre, 2019, de https://www.solucionesparaladiabetes.com/magazi++ne-diabetes/la-diabetes-los-beneficios-una-++dieta-equilibrada/
- VIX. (s.f.). dieta keto para bajar de peso. Recuperado 2 noviembre, 2019, de https://www.vix.com/es/imj/salud/4499/dieta-++cetogenica-para-bajar-de-peso
- Xataka. (2019, 2 noviembre). dieta cetogénica buscada internet para perder peso como funciona este patron. Recuperado 2 noviembre, 2019, de https://www.xataka.com/medicina-y-

salud/dieta-++cetogenica-buscada-internet-para-perder-peso-++como-funciona-este-patron-nutricional

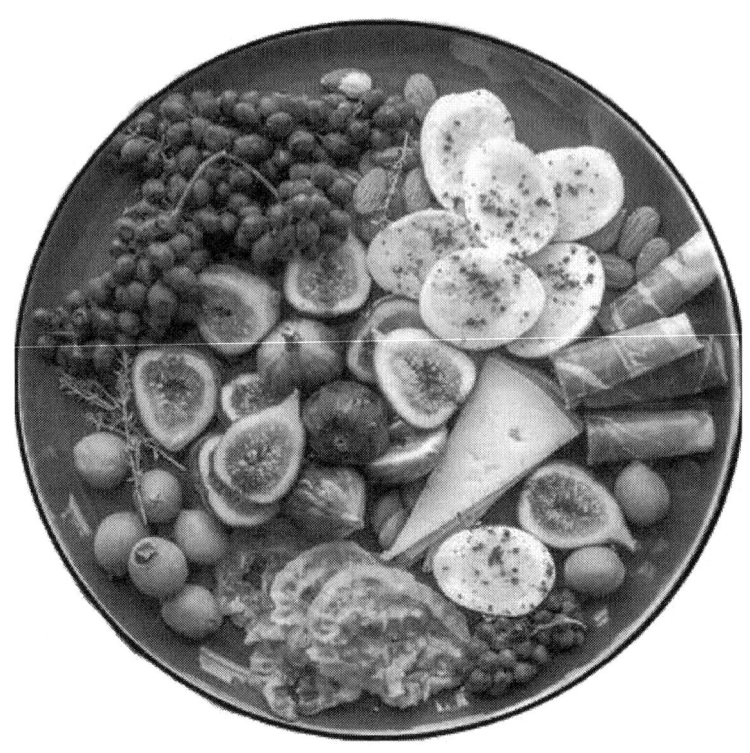

Dieta keto

Guía para perder peso y quemar la grasa siguiendo los consejos y recetas de la dieta cetogénica.

Emily Stevens y Maria Carmen Domínguez

Copyright 2019 de Emily Stevens y Maria Carmen Domínguez Todos los derechos reservados.

Este libro no contiene consejos médicos ni prescripciones de ninguna técnica de tratamiento para enfermedades, trastornos, patologías y no reemplaza los consejos médicos. El objetivo del autor es proporcionar explicaciones e informaciones útiles para su búsqueda personal de bienestar, tanto físico como emocional.

El autor declina cualquier responsabilidad. De ninguna manera es legal reproducir, duplicar o transmitir cualquier parte de este documento, ya sea por medios electrónicos o en formato impreso. La reproducción de esta publicación está estrictamente prohibida y no se permite el almacenamiento de este documento a menos que se cuente con el permiso por escrito del autor.

Todos los derechos reservados. La información aquí proporcionada es veraz y consistente, en el sentido de que cualquier responsabilidad, en términos de falta de atención o de otro tipo, por cualquier uso o abuso de las políticas, procesos o instrucciones contenidas en ella, es responsabilidad exclusiva y total del lector receptor.

Bajo ninguna circunstancia se tendrá responsabilidad legal o culpa contra el lector por cualquier reparación, daño o pérdida monetaria debida a la información aquí contenida, ya sea directa o indirectamente. La información aquí contenida se ofrece únicamente con fines informativos y es universal en cuanto tal.

La presentación de la información se realiza sin contrato ni ningún tipo de garantía. Las marcas registradas que se utilizan son sin ningún consentimiento, y la publicación de la marca registrada es sin permiso o respaldo del propietario de la marca registrada. Todas las marcas registradas y marcas dentro de este libro son sólo para propósitos de aclaración y son propiedad de los propietarios mismos, no afiliados con este documento.

Introducción

A lo mejor en algún momento hayas escuchado comentar a alguien sobre una dieta que su doctor de cabecera le indicó pero que sencillamente no le trabaja, o además la situación de personas que han intento continuar las dietas bajas en calorías y muy difíciles de cumplir sin poder el propósito primordial de adelgazar, sin lugar a dudas son inconvenientes muy fuertes que bastante gente adultas quienes desean adelgazar sufren todos los días.

La epidemia de obesidad que sufre la gente mundial actualmente, hay que primordialmente al consumo excesivo de comestibles procesados, los cuales son ricos en conservantes, que no son otra cosa que azucares, sodio y sus derivados o semejantes. Esto desata que nuestro cuerpo acumule grasas en exceso y desarrolle inconvenientes en el corazón y todos nuestros sistemas.

¿Funciona?

A lo largo de la Dieta Cetogénica, el cuerpo humano metaboliza por medio de la lipólisis los depósitos de grasa y los ácidos grasos por medio de la beta-oxidación, dando lugar a los distintos cuerpos cetónicos (CC) (acetoacetato, β-hidroxibutirato y acetona). Estos metabolitos tienen la posibilidad de ser usados como precursores energéticos y crear adenosín trifosfato (ATP).
La DC impulsa los efectos metabólicos del ayuno, forzando al cuerpo humano a usar la grasa como fuente de energía.

La dieta cetogénica, o dieta Keto, es una dieta muy baja en hidratos de carbono que transforma al cuerpo en una máquina de quemar grasa. Tiene bastantes provechos potenciales para la disminución del peso, la salud y el desempeño deportivo, y hay miles de individuos que ya los experimentaron.

El sobrepeso, la obesidad y sus adversidades asociadas son un inconveniente de salud pública sustancial en todo el mundo que sufrió un incremento en la mayor parte de las edades, zonas y grupos socioeconómicos; para eso hay una extensa variedad de proposiciones dieto terapéuticas entre las que están las dietas cetogénicas; término acuñado en los años 20 del pasado siglo. Los efectos benéficos y adversos de esa dieta han generado disputa y no hay una conclusión contundente sobre su efectividad y eficacia en el régimen de la obesidad.

Es efectiva

Las dietas cetogénicas y las comunes tienen una efectividad semejante en la disminución del peso, no obstante, las primeras acostumbran exhibir resultados consecutivos además de existir algunas limitantes para su uso a contra parte de las dietas no cetogénicas. Existe prueba de que la adherencia al plan alimenticio tiene una más grande predominación en la efectividad del régimen que la organización de macronutrientes; de esta forma, los esfuerzos por hacer mejor los tratamientos para la obesidad tienen que enfocarse en aumentar la adherencia al régimen.
La etiología de la obesidad es multifactorial, por lo general es el resultado de una interacción complicada entre la genética y causantes ambientales; dentro de estos últimos están la inacción física que generó una reducción en el gasto de energía y el aumento de la ingesta calórica, que en grupo conllevan a un balance energético positivo.

El incremento en el consumo de energía, está asociado a su vez a un aumento en la diversidad y disposición de comestibles de alta consistencia energética, al incremento del tamaño de las porciones, a un más grande consumo de bebidas calóricas, al mejoramiento de las características organolépticas de los comestibles y a una variación del patrón del consumo de comida en general; a la par, se ha sugerido que el consumo excesivo de hidratos de carbono, fundamentalmente de los sencillos o refinados, incrementa el compromiso de desarrollar obesidad.

Especial contra la obesidad

La obesidad aumenta el compromiso de avance de adversidades asociadas al trastorno metabólico como: dislipidemia, hipertensión arterial, patologías cardiovasculares, y resistencia a la insulina, disminuyendo la longevidad y la calidad de vida. Lo previo, aunado al hecho de que las tácticas dietéticas con las que se cuenta en la actualidad enseñaron una baja efectividad en la disminución del peso y cuidado de este a la larga, ponen de manifiesto la urgente necesidad de un plan eficiente y segura que permita tratar la obesidad y evadir el aumento en el avance de las comorbilidades asociadas a esta. Consecuentemente a lo previo, han surgido un enorme conjunto de proposiciones dietoterapéuticas y se ha ajustado la utilización de algunas dietas ya que ya están que inicialmente eran usadas para el régimen de otras enfermedades, con el objetivo de parar el aumento en la prevalencia de obesidad, ofreciendo tratamientos más efectivos.

Un caso de muestra de estas proposiciones dietoterapéuticas son las dietas bajas en carbohidratos o dietas cetogénicas, cuyo contenido de carbohidratos tiende a ser inferior a 50-60 g al día. Esta clase de dietas fueron foco de atención, ya que su organización a una ligera disminución del peso y en fachada sin efectos secundarios; además de que se le han atribuido otros provecho como una más grande eficacia comparada con las dietas hipocalóricas comunes. No obstante, sólo algunas de las referencias hablan sobre algunos puntos de estas dietas, así como la suma correcta de carbohidratos que tienen que administrarse para ocasionar una cetosis, de esta forma como tampoco de los efectos del consumo excesivo de lípidos sobre el compromiso cardiovascular.

Esto generó disputa y conflicto sobre la utilización de estas dietas, ya que más allá de que se realizaron múltiples estudios para ver su efectividad y sus efectos tanto benéficos como adversos, los resultados o la interpretación de los mismos difieren muy entre sí; sin deducir de forma traje sobre la relación costo-beneficio de su uso para el régimen de la obesidad y la prevención de patologías similares con la misma.

¡Comienza ahora mismo!

Todos los beneficios que te da la dieta cetogénica están aguardando sólo a que vayas por ellos, te esperan a que cumplas literalmente todas las propiedades que hacen a tu dieta diferente a la de los otros y a las dietas típicas proporcionadas por los nutricionistas.

Indagaciones anteriores detallan que "hay una disminución del peso eficaz cuando los pacientes siguen una dieta cetogénica o muy baja en hidratos de carbono frente a los competidores que siguieron una dieta más baja en grasa clásico, o inclusive una dieta mediterránea.

Los tremendos beneficios que la dieta cetogénica tiene para ti son muy reales, no vas a encontrar en ningún lugar algún régimen alimenticio que te proporcione todas las increíbles propiedades positivas que la dieta Keto tiene para tu cuerpo. Empezando con una fuerte desintoxicación de todo tu torrente sanguíneo descartando impurezas y cualquier clase de grasa acumulada con el pasar de los días lo cual es fundamental para personas de edad destacadas y/o adultas.

Con la asistencia que te brinda la dieta cetogénica tendrás la posibilidad de hacer mejor la calidad de tu vida en conjunción a todos los provecho que te iré enseñando aspecto a aspecto durante este grandioso y bien elaborado trabajo de exploración el cual llevó un largo tiempo llevar a cabo para lograr entregarte contenido de la preferible calidad y el más acertado.

La Dieta Cetogénica es una dieta particular la cual sin lugar a dudas va a conseguir cambiar tus hábitos alimenticios para bien, mejorarás espectacularmente tu sistema digestivo y cognitivo por medio de las características que la dieta cetogénica sólo te da.

Dentro de todo el mundo de la cetosis en esta designación se tienen dentro todas las dietas que inducen al organismo en un estado de cetosis sobre nutrición, fruto de la reducción de carbohidratos, como la dieta Atkins, la dieta Dukan o la dieta Paleo.

La composición del consumo de macronutrientes de esta clase de dietas oscila de un sujeto a otro, siendo más confiable para lograr la cetosis sobre nutrición un cálculo gramos/kilo de peso/día en vez de los habituales porcentajes, de precisamente 1 gramo de carbohidratos/kilo de peso/día para lograr una cetosis sobre nutrición moderada, y de medio gramo/kilo de peso/día para lograr una cetosis sobre nutrición intensa.

Siguiendo la composición habitual fundamentada en porcentajes, el consumo de macronutrientes sería de 5% carbohidratos, 20-25% proteínas y 70-75% grasas, pero como ya adelantaba, el cálculo apoyado en el peso del sujeto es muchísimo más exacto y personalizado.

La evolución del cuerpo humano

El cuerpo humano de básicamente el 99% de la gente que habitamos localidades desarrolladas es dependiente de la glucosa como combustible primordial, más allá de que la "rentabilidad" energética de los carbohidratos (4 calorías/gramo) es muy inferior a la producida por las grasas (9 calorías/gramo).

Uno de los puntos fuertes esenciales de las dietas cetogénicas es elaborar al organismo para la lipólisis, Oséa, la síntesis de grasa como fuente primordial de combustible en vez de los carbohidratos, fuente menos eficaz, como vimos, y además, limitada (que nos lo comenten a los maratonianos...).

Evolutivamente este fue el mecanismo que nos permitió la subsistencia, al proporcionarnos energía que se requiere para hacer largos desplazamientos o aguantar épocas de sequías y glaciaciones.

Por medio de las dietas cetogénicas se induce al cuerpo en un estado de cetosis (ojo, no cetoacidosis), detectable por medio de la existencia de cuerpos cetónicos presentes en la orina (y medible con tiras reactivas de bajo precio y venta en algún farmacia).

Esta keto-adaptación no va a ser momentánea, de hecho, la etapa de transición frecuenta permanecer por lo menos 3 semanas, fundamento por el cual varios de los estudios investigadores en oposición a las dietas cetogénicas no son válidos, al no aguardar a que el cuerpo se adaptase verdaderamente.

La transición puede ser dura, el azúcar, verdaderamente adictivo y que se encuentra en todos los comestibles procesados en la actualidad. Lo verdaderamente aconsejable antes de cambiar un pensamiento sobre nutrición es averiguar a un médico para que te lleve un rastreo, lo que sugiero fundamentalmente para la gente que quieran evaluar esta clase de dietas.

Tras estas 3-4 semanas de dieta muy baja en hidratos de carbono, moderada en proteínas y rica en grasas, la lipólisis va a ser la fuente primordial de obtención de energía del organismo, pero eso no supone que debamos mantenernos para toda la vida en estado de cetosis sobre nutrición, puesto que corremos el compromiso de que se "oxiden" otras fuentes de obtención de energía (como nos pasa a básicamente todos con la lipólisis, debido al consumo indiscriminado de hidratos de carbono).

Excelentes resultados

En relación a desempeño, estas primeras semanas se puede llegar a achicar hasta un 70%, pero una vez superada la transición puede llegar a básicamente duplicarse, superando inclusive el desempeño de las dietas disociadas.

En relación a salud, se han realizado varios estudios basados en las dietas cetogénicas, desde pacientes con obesidad mórbida a pacientes con epilepsia, con mejoría en básicamente todos los indicadores a la larga.

Te hago una promesa en relación a la dieta cetogénica, con ella lograrás ese cambio que siempre has anhelado, te lo prometo que con toda la información, consejos y datos que te voy a argumentar durante este libro vas a tener todas las utilidades primordiales a la mano para que consigas comenzar tu transición a una mejor nutrición, a un mejor estado de arrojo, a un mejor sistema digestivo, a uno mejor sistema cognitivo, a una mejor pelea contra patologías degenerativas, a un cambio extremista en la manera en que te alimentas y todo para bien.

La dieta cetogénica está aguardando por ti y por medio de la compra de este texto te proveeré de todos esos consejos y trucos que te van a hacer el sendero hacia el triunfo alimenticio muchísimo más simple, ágil y sin muchos vacíos de información que hay en libros semejantes a este. Ten en cuenta que este texto fue hecho apoyado en un riguroso e profundo trabajo de exploración de meses para lograr traerte la información que verdaderamente necesitas para poder ese cambio extremista en tu figura, mencionarle hasta pronto a la obesidad y a algún otro tipo de inconveniente en los distintos sistemas de tu organismo.

¡Los beneficios te esperan!

Ya sólo va a quedar de tu parte explotar todo el saber que te estaré ofreciendo en este texto, te recuerdo y sugiero ojearlo detalladamente para que consigas comprender caminando de la letra las bases esenciales de la dieta cetogénica, para que entiendas que es lo que va a pasar con tu organismo una vez esta comience y cuáles son los cambios que empezarás a ver cuándo decidido empezar con esta novedosa etapa de tu vida, una época en la cual tu nutrición y tu confort mental y digestivo te importan y preocupan muchísimo más que antes.

Capítulo 01 – Breve historia de la Dieta Cetogénica

La dieta cetogénica es una de las cuales cuenta con mayores aplicación a nivel mundial ya que la misma puede ser utilizada con miles de fines muy importantes ya sean diabéticos u otros considerables que hagan mejores condiciones de las enfermedades crónicas para todas las personas. La dieta ceto es un régimen alimenticio que plantea una dieta muy baja en hidratos de carbono y al mismo tiempo te ofrece montones de proteínas y una gran cantidad de grasa saludable.

Orígenes de la palabra Cetogénica

Ahora procedo a explicar el origen ya que la palabra «ceto» se deriva directamente de «cetonas», ahora las cetonas son pequeñas moléculas naturales las cuales laboran intensamente como un tipo de combustible alternativo en aquellos momentos en que nuestro organismo no cuenta con la glucosa necesaria para trabajar.

Nuestra alimentación común tradicional está formada en su mayoría por trigo, arroz, maíz, papas y otros comestibles ricos en hidratos de carbono. Al comerlos, los hidratos de carbono se descomponen en glucosa y esta es usada como energía. Para el cuerpo es simple transformar la glucosa y esta va a tener prioridad frente la grasa. La insulina además es producida para transportar la glucosa del torrente sanguíneo al cuerpo. Remover de la dieta los comestibles que tienen como base los azúcares activará en nuestros cuerpos la quema de grasas (cetonas) en vez de azúcar (carbohidratos).

La increíble novedad que capta la atención de la mayor parte de la gente es que nuestros cuerpos tienen la posibilidad de quemar cualquier clase de grasa: fuentes dietéticas en el plato, o grasa en el cuerpo plus que deseamos perder. Hay varios provecho para la dieta Cetogénica que van a ser discutidos en un artículo siguiente.

Estado de cetosis

La forma eficaz de lograr un estado de cetosis es el ayuno, más allá de que eso es viable, no lo sugerimos a todos. Ahora cuando se establece que un estado cetogénico sobre una alimentación inducida a través de este régimen es mucho mejor para el triunfo a la larga. Deseamos privar a nuestro cuerpo de hidratos de carbono, no de nutrientes.

¿Qué es la dieta cetogénica?

La dieta cetogénica radica en un consumo excesivo de grasas, medio de proteínas y bajo en hidratos de carbono. Se quiere con esta clase de dieta que el cuerpo humano entre en cetosis, induciendo al catabolismo de las grasas (es decir quemar las grasas) más que hidratos de carbono (la fuente primordial de energía). La grasa se transforma en el hígado en ácidos grasos y cuerpos cetónicos debido al poco aporte o restricción de hidratos de carbono, de forma semejante a eso que sucede en el ayuno.

Estos cuerpos cetónicos son producidos por citogénesis en las mitocondrias de las células del hígado, gracias a que el glucógeno hepático desciende y se agota, y se crea la oxidación (quema) de grasas para proveer al fluido de glucógeno primordial. Al producirse estos cuerpos cetónicos éstos se descomponen en acetoacetato, beta hidroxibutirato y acetona admitiendo por eso el cuerpo no se quede sin energía y el cerebro puede utilizarlas para todas sus funcionalidades.

Las cetonas tienen la posibilidad de proveer entre el 50 o hasta el 60% de los requerimientos de energía del cerebro. Oséa por medio de esta dieta el cuerpo deja de usar como fuente principal de energía los glúcidos, sustituyéndolos por las grasas.

Orígenes de la dieta cetogénica y su estrecha relación contra la Epilepsia

El papel del ayuno en el régimen de la patología se ha conocido a la raza humana para los millares de años y fue estudiado detalladamente por los doctores del griego tradicional y los doctores indios antiguos. Un tratado temprano en la recolección hipocrática, "en la patología sagrada," detalla cómo los cambios en dieta desempeñaron un papel en la gestión de la epilepsia.

El mismo creador además detalla en "epidemias" de la recopilación, cómo curaron a un hombre de epilepsia cuando él se abstuvo completamente de la comida o de la bebida consumidora. Se sabes que las primeras investigaciones modernas se aplicaron al ayuno como vulcanización especial para la epilepsia conducida en Francia, en 1911. Cuando, el bromuro de potasio fue usado para tratar estos asaltos, pero este agente redujo las habilidades mentales a los pacientes'. A razón de esto, se decidió que casi dos docenas de pacientes voluntarios con epilepsia siguieran una alimentación en un régimen bajo en calorías, es decir uno vegetariano en la comida que fue mezclado con el ayuno.

Dos pacientes enseñaron mejorías destacables, aunque la mayor parte no podrían adherirse a las limitaciones dietéticas. No obstante, la dieta fue encontrada para perfeccionar las habilidades mentales del tolerante comparadas con los efectos de tomar el bromuro de potasio.

Siglo XX

Además a lo largo del comienzo del siglo XX, un americano llamado Bernarr Macfadden, popularizó la iniciativa del ayuno como medio para establecer nuevamente salud. Su osteópata del estudiante, Hugh Conklin, ayuno introducido como procedimiento de régimen para vigilar epilepsia. Coklin ha propuesto que los asaltos epilépticos fueran causados por una toxina secretada en el intestino y sugirió que el ayuno por 18 a 25 días podría llevar a cabo la toxina disiparse.

Los científicos y médicos decidieron poner a los pacientes con epilepsia en un régimen de dieta a base de agua la cual al final pronunció que curó el 90% de jóvenes con la condición y el 50% de mayores. El examen del estudio que fue llevado a cabo después mostró que, de hecho, el 20% de los pacientes de Coklin llegaron a ser captura-libre, en tanto que el 50% probaron una alguna mejoría. La terapia de ayuno próximamente fue adoptada como parte de la terapia de la corriente primordial para la epilepsia y en 1916, el Dr. McMurray denunciado al gorrón médico de Nueva York que él había tratado con triunfo a pacientes epilépticos prescribiendo un ágil, seguido por una dieta libremente del almidón y del azúcar desde 1912.

El Hallazgo Esencial de las Importantes Acetonas en el proceso

Era en 1921 que el endocrinólogo Rollin Woodyatt visualizó que tres creaciones, acetonas, β-hydroxybutyrate y acetoacetate solubles en agua (juntos fueron nombrados como las estructuras de las cetonas) fueron generados en su hígado provocado por el alto nivel del hambre o si siguieron en aumento tras una dieta en gordo e inferior en carbohidratos. Russel más salvaje de la clínica de Mayo llamó esto la "dieta cetogénica" y lo utilizó como régimen para la epilepsia, además en 1921.

La exploración agregada en los años 60 mostró que más cetonas son producidas por los triglicéridos del ambiente-cadena (MCTs) por la unidad de la energía porque se llevan de manera rápida al hígado vía la vena porta hepática, frente al sistema linfático.

En 1971, Peter Huttenlocher ideó una dieta cetogénica adonde el 60% de las calorías vinieron del aceite de MCT, que permitió más proteína y los carbohidratos que se incluirán compararon con la dieta cetogénica original, significando que los padres podrían elaborar comidas más agradables para sus jóvenes con epilepsia. Varios hospitales además adoptaron la dieta de MCT en vez de la dieta cetogénica original, aunque algunos utilizaran una conjunción de los dos.

Existen numerosos tipos de dietas cetogénicas

Hay algunas variantes de la dieta cetogénica que tenemos la posibilidad de listar a continuación:

- **Dieta cetogénica tradicional**: esta dieta tiene dentro la siguiente organización de porcentajes de nutrientes sobre la ingesta calórica diaria: lípidos 80 a 90%, proteínas 5 a 10% y hidratos de carbono 5 a 10%.

- **Dieta con aceite MCT**: popularizada y utilizada en Inglaterra y Canadá, aunque poco en los USA. Esta dieta es más maleable tiene dentro más grande diversidad de comestibles por una más grande ingesta de hidratos de carbono y proteínas. MCT tiene relación a los triglicéridos de cadena media, que produce cetonas con más grande simplicidad que la grasa LCT (triglicéridos de cadena larga). Esto quiere decir que se requiere menos grasa total, dando permiso que la dieta integren más hidratos de carbono y proteínas.

Los triglicéridos de cadena media (MCT) son fuente de energía de simple absorción, creciendo la termogénesis (la tasa de combustión de calorías) que en contraste con los triglicéridos de cadena extendida (LCT) que se guardan en el organismo con apariencia de depósitos de grasa.

La proporción de aceite MCT hay que repartir en distintas tomas acompañando todas las comidas. Se consume crudo, sea sólo o añadiéndolo a bebidas o comestibles. Esta dieta tiene dentro la siguiente organización de porcentajes de nutrientes sobre la ingesta calórica diaria: lípidos 71% (siendo el contenido de aceite TCM el 60% de aporte calórico total.), proteínas 10% e hidratos de carbono 19%.

- **Dieta modificada Atkins:** construida en el Hospital Johns Hopkins, dicen modificada porque la dieta original de Atkins es muy baja en hidratos de carbono y se desarrolló como una terapia de reducción de peso. El vocablo modificado tiene dentro una reducción de los hidratos de carbono frente a las sugerencias de Atkins y el aumento de los comestibles con contenido elevado de grasas, de la misma forma que lo sugiere la dieta original cetogénica.

  Esta dieta tiene dentro la siguiente organización de porcentajes de nutrientes sobre la ingesta calórica diaria: lípidos 77 a 80%, proteínas de 5 a 11% y hidratos de carbono de 5 a 11%.

- **Dieta de bajo índice glicémico:** esta dieta es algo menos restrictiva, con los próximos porcentajes de nutrientes sobre la ingesta calórica diaria: lípidos 60% de las calorías totales, en tanto que los hidratos de carbono permitidos son los que tienen un índice glucémico inferior a 50.

Otra aclaración al origen de la Dieta Cetogénica relacionada con tratamientos contra la Epilepsia.

¿Cómo surgió la dieta Keto y para qué se desarrolló?

Las visualizaciones auténticas que se hicieron en la ciencia médica fueron que cuando un tolerante con epilepsia se enfermaba o se encontraba en ayunas, la continuidad de sus convulsiones disminuía, por lo cual la iniciativa era que quizás el estado de ayuno, donde el cuerpo metaboliza la grasa, poseía características que evitaban los asaltos y varios estudios demostraron que esa es la situación.

Por ello al principio usaron el ayuno como un régimen para la epilepsia, pero por supuesto esto no es sostenible a la larga y en 1921 se ha propuesto la dieta cetogénica como una opción, con la iniciativa de que si se limitan los hidratos de carbono suministrados al cuerpo e incrementa el consumo de grasa, entonces el cuerpo usará esa grasa y va a producir lo que se conoce como cuerpos cetónicos, tal es así que cuando el hígado metaboliza los ácidos grasos produce cuerpos cetónicos hechos de ácido betahidroxibutírico, acetoacetato y acetona; de ahí procede el vocablo cetogénico.

La dieta cetogénica se ha relacionado con el régimen de la epilepsia, pero ¿por qué esta dieta se ha popularizado como una manera eficaz de adelgazar? Pienso que desde que se estableció para el régimen de la epilepsia se ha usado en diferentes formas para otro tipo de dolencias médicas neurológicas, psiquiátricas y en general.

Si me cuestionas cómo surgió como régimen para adelgazar y me se ve muy atrayente porque no puedo rastrearlo hasta un origen concreto. Al principio, hace años, cuando se ingresó la dieta Atkins, fue muy habitual. En tanto que con la dieta Atkins hicieron hincapié en el consumo de proteínas y grasas, con la dieta cetogénica el enfoque está en incrementar el consumo de grasas.

Una de las formas en que una dieta cetogénica puede fomentar todavía más la disminución del peso es que, cuando los pacientes están en un estado de cetosis, donde están quemando grasa y produciendo cuerpos cetónicos, estos tienen la posibilidad de suprimir el apetito, pero además puede ser muy arriesgado si un tolerante tiene inconvenientes con la anorexia. En nuestra red social por el momento pensamos que es una terapia médica y algo que debe ser monitoreado por un dietista, con un médico, para asegurarse de que no haya resultados consecutivos.

¿Por qué despierta tanto interés?

Una de las causas es porque es una dieta subjetivamente extrema, Oséa, si lees sobre la dieta cetogénica tradicional, donde el 90% de tus calorías surgen de la grasa y puedes observar los resultados positivos de inmediato, se lo cuentas a un amigo y él además lo va a intentar. Pienso que probablemente esas son algunas de las causas por las que ha despertado tanto interés, que es subjetivamente radical y que se tienen la posibilidad de ver los efectos inmediatamente.

Sin lugar a dudas la dieta cetogénica es un tema que está tomando mucha fuerza en los años anteriores. Es una increíble ocasión para que comiences a cambiar tu estilo de nutrición con el apoyo de la Dieta cetogénica. Explota toda la información que vas a encontrar en todo este libro que tomó tanto tiempo desarrollar para que obtengas la información, consejos y trucos más indispensables y resaltantes que necesitas al instante de iniciarte en el régimen alimenticio de la dieta cetogénica. No pierdas más el tiempo y empieza cuanto antes con el cambio de nutrición que todas la gente requieren en su historia.

Capítulo 02 - ¿Por qué funciona esta dieta?

La dieta Keto o cetogénica se enfoca en el consumo de más comestibles ricos en grasas buenas y proteínas (pescado azul, aguacate, aceite de coco y de oliva) con una restricción del consumo de carbohidratos (cereales, azúcar, y también de mucha proporción de verduras y frutas) con el propósito de crear el desarrollo de cetosis en sangre semejante al ayuno.

¿En qué radica la cetosis?

Te preguntarás. En que las reservas de grasa de tu cuerpo se convierten en cetonas que paralelamente alimentan a los músculos y al cerebro frente a los hidratos de carbono. ¿El resultado? La muy poca existencia de pérdida de grasa acumulada en adición a un peso perdido se forma instantánea cuando la comparamos con otras dietas habituales.

En este sentido, sin duda alguna la dieta cetogénica tiene quien la admire y también quien la deniegue delante de mucha gente. Se afirma que la dieta cetogénica resulta ideal no sólo para bajar de peso sino para achicar el picoteo de dulce, la hinchazón cerebral y calmar el mal en personas con anomalías de la salud crónicas.

¿En qué radica la dieta Keto?

La dieta cetogénica o dieta Keto aboga por el consumo de comestibles ricos grasas buenas del 60 por ciento al 75 por ciento (nueces, aceite de coco, aguacate, pescado azul...) combinada con elementos ricos en proteínas en un 15 o 30 por ciento y que los hidratos de carbono se limiten a hojas y verduras verdes sin exceder al 20 por ciento de las calorías ingeridas en cada ingesta.

La dieta keto sí es eficiente para tratar dolencias como la epilepsia, el Alzhéimer y también el cáncer. "Las células dependen de la respiración celular como fuente de energía y a lo largo de periodos de privación de comestibles o en sepa de glucosa, estas células además tienen la posibilidad de recurrir a la cetosis como fuente de energía agregada. Las células malignas y tumorales no tienen la posibilidad de servirse de la cetosis para conseguir energía porque carecen de la aptitud de usar los cuerpos cetónicos y dependen mayormente de la glucólisis para la producción de energía, inclusive en estados superiores de oxígeno" afirma en defensa de la misma.

Dicho de otro modo, porque la dieta Keto consigue este estado metabólico, bien por un aporte insuficiente de comestibles porque la proporción de energía de la dieta es menor que la requerida, bien por una restricción de comestibles ricos en azúcares descartando o restringiendo los hidratos de carbono y creciendo el consumo de comestibles ricos en proteínas o en grasas. Por eso es verdad que la dieta Keto asegura bajar de peso, batallar el acné, hacer mejor la salud cardiovascular y hasta equilibrar los escenarios hormonales.

¿Por qué la Dieta Cetogénica contribuye a adelgazar?

Una dieta cetogénica sin duda alguna es la mejor y quizás la técnica más rentable a la hora de adelgazar y bajar los causantes de compromiso en varias anomalías de la salud. De hecho, las indagaciones demuestran que la dieta cetogénica sobrepasa a las dietas bajas en grasas que se acostumbran sugerir. Es más, el propósito de la dieta es que logre adelgazar sin contar calorías o hacer un rastreo sobre el consumo de las mismas.

Un estudio halló que la gente que siguen una dieta cetogénica pierden 2,2 ocasiones más peso que esos que reducen las calorías y grasas. Los triglicéridos y los escenarios de colesterol HDL además muestran una mejoría.

Otro estudio halló que la gente con dietas cetogénicas pierden 3 ocasiones más peso que aquellas que siguen las habituales recomendadas por Diabetes UK (organización benéfica de Reino Unido).Existen muchas causas por las que la dieta cetogénica es preferible que las bajas en grasa, como el aumento en el consumo de proteínas, lo que brinda varios provecho. Las cetonas incrementadas, la reducción en los escenarios de azúcar y la mejoría en la sensibilidad de la insulina además podrían jugar un papel primordial.

Aspectos básicos que hacen trabajar a la Dieta Cetogénica

Para trabajar de manera correcta, el cuerpo requiere fuentes de energía como los macronutrientes: proteínas, hidratos de carbono y grasas.

Los carbohidratos: son la primordial fuente de energía (4 cal x gr) y conforman la más grande reserva de energética del cuerpo. Estos están en tres formas: azúcares (incluyendo la glucosa), almidón y fibra.

El cerebro humano trabaja solo con la glucosa. Cuando se produce en exceso, esta se almacena en el hígado con apariencia de glucógeno. Los hidratos de carbono además importan para la oxidación de las grasas y tienen la posibilidad de ser metabolizados en proteínas por lo tanto no tienen que faltar. Pero su exceso se transforma en grasa por efecto del habitual desempeño metabólico.

Las proteínas: ofrecen energía (4 cal x gr) y aminoácidos que conforman la mayoría de la composición celular. Son los últimos macronutrientes en ser usados por el organismo. En oportunidades extremas donde la nutrición es pobre en grasas e hidratos de carbono, el organismo usa los músculos del cuerpo, compuestos de proteínas, para llevar a cabo energía; es de saber que se le conocen o llama como proceso de emaciación.

Las grasas: Como la mayoría de nosotros sabe son generalmente utilizadas para formar esteroides y también algunas hormonas. La función principal de estas está relacionada a ser solventes para las hormonas y las vitaminas liposolubles. Las grasas ofrecen más del doble de las calorías que los hidratos de carbono y proteínas (+/- 9 cal x gr). La grasa añadido se almacena en el tejido adiposo y se quema cuando el cuerpo se quedó sin la energía de los hidratos de carbono.

¿Cómo trabaja la dieta cetogénica?

Cuando una dieta tiene un predominio de hidratos de carbono, el cuerpo los usa como la primordial fuente de energía en vez de las grasas (por eso incrementa la reserva y se muestran los conocidos gordos). La quema de grasas se activa en dos casos: En periodos de ayuno (lo cual no es muy saludable) y cuando reducimos claramente el consumo de hidratos de carbono y aumentamos el de grasas. Lo que crea lo que se denomina "cetosis", de ahí su nombre.

- Al ser usada la grasa sana que procede de la dieta porque hay bajo aporte de hidratos de carbono, decrece la producción de triglicéridos que son los autores de anomalías de la salud, primordialmente del sistema circulatorio.

- Al consumir menos hidratos de carbono hay menos glucosa que se transforma en grasa, por lo tanto, bajan los escenarios de insulina (lo cual estimula para el control en diabéticos).

- Consumir grasas y proteínas produce un efecto satisfactorio puesto que están en el estómago en el transcurso de un más grande lapso de tiempo, frente a los hidratos de carbono.

- Hay que comer con más grande continuidad (cada 3 horas), proporciones correctas de comestibles ricos en grasas fundamentales y proteína (serán el primordial combustible) para que el azúcar no baje bastante y no se hagan los conocidos "atracos" por el hambre. Esto afirma que la masa corporal magra (músculo) se mantenga intacta y no se desgaste y se utilicen para energía. Es decir es fácil entender que mientras más masa magra de buena calidad tengamos, nuestro metabolismo irá cada vez más rápido y óptimo.

Suplementos que complementan la dieta cetogénica

Grasas buenas (Ácidos Grasos Fundamentales o Poliinsaturados). Los AGE contribuyen a la capacidad de los órganos vitales, regulan las funcionalidades del cuerpo, son fundamentales para las células cardíacas, administran el colesterol en la sangre, potencializan la quema de grasa acumulada y disminuyen la respuesta inflamatoria.

Es importante agregar las bendecidas cápsulas de Omega-3, Omega-6 o CLA (linolénico-linoléico) puros en adición de 2 capsulas en el amanecer y luego dos al medio día con comidas.

Proteína: esta proteína en su medidas preferencial debería ser proveniente directa de la de leche. Esta es especial ya que tiene importantes aminoácidos y baja en hidratos de carbono. Para los revueltos son 2-3 medidas de cuchara.

Multivitamínico: un complejo de vitaminas, minerales y fitonutrientes asiste para que se cumplan como corresponde las funcionalidades del cuerpo, puesto que la mayor parte no poseemos el hábito de consumir 5 a 6 porciones de frutas y verduras. Tomar en la mañana y tarde.

Quemador de grasas: dentro de los quemadores naturales que no tienen resultados consecutivos en la salud, están los que tienen té verde y complejo B, los cuales son termogénicos, o sea, que incrementan la quema de energía. Tomar 30 minutos antes de la educación física.

¿Por qué trabaja la dieta cetogénica?

Las dietas cetogénicas demostraron en numerosos estudios ser eficaces en el momento de adelgazar. Esto se apoya en tres hechos. El primero, del que hablábamos antes, es que esta dieta explota las grasas de forma ligera, utilizando una vía más ineficiente. Ineficiente, en esta situación, es de nuestra conveniencia porque sugiere que requerimos más grasa para la producción de menos energía.

El segundo es que impide la ingesta hipercalórica y la acumulación de grasas debido al exceso de carbohidratos. Las dietas normales tienen dentro una cantidad enorme de glúcidos (una cantidad considerable no supone bastantes, todo es dependiente de la dieta). Con una dieta cetogénica es realmente difícil amontonar un exceso de glucosa en sangre y, por consiguiente, de grasa que viene de un excedente de energía.

El tercero, según señalan algunos estudios, es que la dieta cetogénica asiste para sostener los escenarios de saciedad, prestando asistencia a vigilar mejor la ingesta en los pacientes que la practican. Siguiendo este trío de efectos, estudios han comprobado que puede ser servible para achicar la obesidad. Otros, producidos por los mismos estudiosos, del laboratorio de Fisiología, en la Facultad de Padua, han abordado la cuestión desde diferentes ángulos.

Generalmente, la respuesta es efectiva, fundamentalmente con pacientes obesos. Otros estudios, como el misión examen realizado por el Centro de Epidemiología Clínica de Basilea, sugiere que las dietas cetogénicas tienen, como mínimo, un efecto semejante en la disminución del peso que una dieta baja en grasas. Esto además fue afirmado por otro misión examen llevado a cabo por el laboratorio de nutrición en fase de prueba de la Facultad Federal de Alagoas, en Brasil.

Además, las revisiones sistemáticas además apoyan la supresión del apetito, como la misión examen del Centro Boden de obesidad, nutrición, ejercicio y trastornos de la nutrición, de la Facultad de Sydney. Tengamos en cuenta que las misiones examen son los estudios que mejor sustentan las pruebas debido a que recopilan decenas o centenas de trabajos y analizan su metodología y sus conclusiones.

Explicación más descriptiva de los cuerpos cetónicos

El nombre de dieta cetogénica significa, de todos modos, que crea cuerpos cetónicos. Los cuerpos cetónicos son un producto metabólico que se crea cuando el cuerpo no posee carbohidratos accesibles para quemar de forma ligera. Por consiguiente, esta dieta repudia totalmente los carbohidratos, usando como fuente de energía las grasas y creciendo la proporción de proteína. Hagamos una ojeada ágil de lo que sucede en nuestro cuerpo cuando requerimos energía.

Imaginemos el músculo como una fuerte maquinaria que requiere combustible. El combustible más acelerado e inmediato es la concentración de glucosa en sangre. Si nuestra glucemia es muy baja y incrementa el gasto energético, el músculo se queda próximamente sin soporte. Entonces va a aprovechar otra reserva de carbohidratos almacenados: el glucógeno. Si el cuerpo se queda además sin esta reserva, entonces, se va a volver a otra ruta metabólica: la cetosis.

La cetosis se produce primordialmente en el hígado, donde la grasa se va a transformar, tras un reducido paseo, en cuerpos cetónicos. Comúnmente, la grasa sirve para producir energía por medio del período de Krebs. No obstante, en ocasiones desesperadas, algunos elementos de los ácidos grasos van a un metabolismo más acelerado pero menos eficaz.

En él se forman moléculas "especiales" (como el acetoacetil coenzima A) que acaba dando acetona, ácido acetoacético o ácido betahidroxibutírico. O, en otras expresiones, cuerpos cetónicos. Los cuerpos cetónicos se utilizan con la inmediatez de la glucosa, para conseguir energía, a costa de las grasas, lo que nos permitirá argumentar algunas de las pruebas de las que hablaremos.

La dieta cetogénica no vale en todos los casos

Por lo cual vimos, la dieta cetogénica se apoya en tres puntos para ser eficaz. Las pruebas, además, arrojan resultados positivos. Entonces, ¿por qué no utilizarla para alguna situación? La cetosis, como ya hemos dicho, es un estado excepcional, de emergencia. No es una circunstancia fisiológica que debamos tomarnos a la rápida.

La cetosis sucede porque nuestro corazón y nuestro entendimiento requieren aportes permanentes de glucosa. Si esta no está utilizable, es imposible parar el suministro, como ocurriría con un músculo (que puede posibilitarse el lujo de fallar). Estos dos órganos apelan a los cuerpos cetogénicos como medida "desesperada". Si, por la causa que sea, este aporte falla, poseemos un inconveniente grave.

Además, exactamente para evadir que esto ocurra, la cetosis puede producirse de forma exacerbada. Esto puede desembocar en una cetoacidosis. Este fenómeno sucede porque los cuerpos cetónicos son ácidos y bajan el pH de la sangre, Oséa la vuelven ácida, hasta escenarios peligrosos. Además, afectan a numerosos órganos a su procesamiento metabólico habitual.

En las situaciones recurrentes, la cetoacidosis tiene indicios peligrosos pero no graves: mareos, malestar, mal aliento, errores musculares, ganas de orinar recurrentes y sed a lo largo de todo un día o más, problema realmente grave, náuseas y ganas de vomitar, mareos, aliento dulzón y mal de estómago... En las situaciones más severos, como sucede con la cetoacidosis producida por la diabetes, o en la cetoacidosis alcohólica (que sucede como resultado del trastorno de abstinencia alcohólica y una falta de ingesta), que tienen la posibilidad de llegar al edema cerebral (acumulación de líquido en el cerebro), la insuficiencia renal o inconvenientes cardíacos.

Capítulo 03 – Beneficios de la dieta Keto

Para bastante gente, adelgazar no es simple, pero todavía más complicado es seguir estando cuando se ha perdido peso. Esto sucede porque en el cuerpo se generan adaptaciones bien conocidas: "Aumenta el hambre y desciende el metabolismo, con lo que incrementa la inclinación a recobrar la grasa".

Las dietas bajas en hidratos de carbono fueron objeto de enfrentamiento a lo largo de 50 años. El punto definitivo de la confrontación fue en los años 50, cuando distintos investigadores estaban convencido de que la causa de las anomalías de la salud cardiovasculares era la grasa, pero además se decía que insistiendo en que el inconveniente era el azúcar. A lo largo de varios años, ganó la proposición del primero, con la asistencia inestimable de la industria alimentaria, y empezó el desarrollo de demonización de las grasas y glorificación de los hidratos de carbono. Las dietas bajas en hidratos de carbono fueron acusadas de incrementar el colesterol, ocasionar anomalías de la salud cardiovasculares, y producir perjuicios en el hígado y los riñones, por ejemplo varias cosas.

Los tiempos cambiaron. Los manejos de la industria fueron desvelados, y desde 2002, bastante más de 20 estudios con humanos comparando dietas bajas en hidratos de carbono con dietas bajas en grasa, y en la enorme mayoría de ellos las primeras han salido triunfadoras, introduciendo puntos como el colesterol. La dieta cetogénica no es para todo el planeta, pero es muchísimo más eficaz que otras.

Un reciente examen del British Journal or Nutrition revisó 13 estudios al azar controlados (los más fiables) llegando a la conclusión de que la gente con una dieta muy baja en hidratos de carbono vivieron una más grande disminución del peso que esos que restringían las grasas, y además mejoraron su salud y redujeron su compromiso de anomalías de la salud cardiovasculares.

Aclarando inquietudes sobre el desempeño de la Dieta Cetogénica

La dieta cetogénica es en esencia consumir escasos hidratos de carbono y una más grande proporción de grasas. Podremos observar una gran parte de las veces a las dietas bajas en hidratos de carbono, y a la famosa dieta Atkins. Los hidratos de carbono son un nutriente no fundamental, y según las recientes afirmaciones de un comité de profesionales "su valor mínimo teórico es cero". En otras expresiones, tenemos la posibilidad de vivir con cero hidratos de carbono.

Esto se enseña de forma sencilla si pensamos que nuestros antepasados no poseían tan simple el ingreso a los carbohidratos: no consumían ni cereales ni azúcar, la fruta solo estaba en proporciones limitadas por el tiempo, y tanto los tubérculos como las legumbres eran indigestas o tóxicas en su estado natural. Ahora el proceso que hace posible la dieta keto es que cuando nuestro organismo se priva de carbohidratos pasa a estar en cetosis, un estado natural por el que las células extraen energía de las grasas. Ahora en este momento entra en juego el hígado el cual va a funcionar para hacer las correspondientes actividades para cambiar la grasa en cuerpos cetónicos, las cuales son unas células de tamaño molecular que tienen la posibilidad de dar de comer sin inconvenientes a los músculos, corazón y cerebro.

Para que este "interruptor" se active hay que achicar los hidratos de carbono al mínimo, abajo de 50 gramos al día. Para hacernos un concepto, eso equivale a 100 gramos de pan. Por consiguiente, en la dieta cetogénica se evitan la mayoría de azúcares harinas, legumbres, zumos, frutas y tubérculos.

En esta dieta los hidratos de carbono proceden de verduras y hortalizas, que tienen una concentración bastante menor. Entre otras cosas, 100 gramos de tomates solo tienen dentro 4 gramos de hidratos de carbono. El resto de las calorías corresponden a las proteínas y las grasas saludables, como aceite de oliva, aguacates o frutos secos.

Beneficios primordiales de la Dieta Cetogénica

Control del apetito: La primordial razón por la que las dietas bajas en hidratos de carbono son tan funcionales para adelgazar, es la saciedad. Al achicar los hidratos de carbono siempre se toma más proteínas y más grasa, con lo que se disminuye el apetito y se acaban comiendo menos calorías al día. Tampoco se produce el mal humor característico de las dietas bajas en grasa.

Mayor pérdida de peso: Cortar los hidratos de carbono se encuentra dentro de las formas más funcionales de adelgazar. Los estudios enseñaron que una dieta cetogénica produce una disminución del peso de dos a tres ocasiones más grande que una dieta baja en grasas, y que la disminución del peso sigue a lo largo de más tiempo.

Mayor reducción de grasa, y menos grasa visceral

Hay dos tipos de grasa: la grasa subcutánea, que es la que se desplaza como un flan cuando saltas enfrente del espejo (la que se puede pellizcar) y la grasa visceral, que se acumula cerca de los órganos internos. La grasa visceral es la más dañina, porque pertenece a los causantes del trastorno metabólico. Las dietas cetogénicas no solo hacen perder una más grande proporción del peso de la grasa, sino que además eliminan más grande proporción de grasa de la cavidad abdominal.

Menos peligro de patologías cardiovasculares

Comparadas con las dietas bajas en grasa, las dietas cetogénicas mejoran todos los indicadores que determinan el peligro de sufrir patologías cardiovasculares. En los estudios controlados se comprobó que mejoraba el perfil de colesterol, oséa, más grande porcentaje del colesterol "bueno" HDL y LDL-C. Además bajaban los triglicéridos y descendía la presión sanguínea.

Mejora de la sensibilidad a la insulina y reversión de la diabetes.

Cuando ingerimos hidratos de carbono, tras la digestión acaban convertidos en azúcar (glucosa) en nuestra sangre. La insulina es la hormona encargada de enviar la glucosa a las células para consumirla o (en la mayoría de los casos) guardarla. Pero algunas veces este sistema se rompe, y las células dejan de responder a la insulina, ocasionando una pérdida del control de la glucosa en sangre, que es la diabetes tipo 2. Al tratar la diabetes con una dieta cetogénica se experimentaron enormes mejorías en la sensibilidad a la insulina, y también se ha podido remover o achicar la medicación al 95% de los diabéticos que formaron parte de una de las pruebas.

Mejora de patologías mentales

Las dietas cetogénicas se han utilizado con triunfo desde hace varios años en el régimen de la epilepsia infantil, sin resultados consecutivos. Pero no acaba aquí, la dieta cetogénica se está aprendiendo para el régimen de las patologías de Parkinson y Alzheimer, debido a que los cuerpos cetónicos tienen efectos neuroprotectores.

Al fin y al cabo, aunque en el campo de la nutrición hay varias cosas que están por el momento por comprobar, escasas fueron tan probadas como los resultados positivos de las dietas bajas en hidratos de carbono para el régimen de patologías.

¿En qué se basa todo lo mencionado?

La gente asignadas a una dieta cetogénica muy baja en hidratos de carbono enseñaron una reducción en el peso del cuerpo, los triglicéridos y la presión sanguínea diastólica, en tanto que aumentaron el HDL-C y el LDL-C. La gente asignadas a una dieta cetogénica muy baja en hidratos de carbono logran una más grande disminución del peso que las asignadas a un dieta baja en grasa a extenso plazo; entonces, una dieta cetogénica muy baja en hidratos de carbono puede ser una utilidad opción contra la obesidad.

Los indicios de estado de arrojo negativo y hambre mejoraron en más grande nivel en pacientes que seguían una dieta cetogénica baja en hidratos de carbono frente a esos que seguían una dieta baja en grasas.

Obesidad

Los sujetos con obesidad grave con alta prevalencia de diabetes o trastorno metabólico perdieron más peso a lo largo de seis meses con una dieta bloqueada en hidratos de carbono que con una dieta bloqueada en calorías y grasas, con una optimización relativa en la sensibilidad a la insulina y los escenarios de triglicéridos, inclusive luego del ajuste por la proporción de peso perdido.

Mujeres

La mayor parte de las mujeres además respondieron más favorablemente a la dieta cetogénica muy baja en hidratos de carbono, fundamentalmente en relación a reducción de grasa en el tronco.

Epilepsia

La medicación para la diabetes se redujo o borró en el 95,2% de los pacientes con una dieta cetogénica baja en hidratos de carbono, en oposición al 62% de los competidores con una dieta de bajo índice glucémico.

Una vez inicia la cetosis

Cuando alcanzas la cetosis, la mayor parte de las células utilizan cuerpos cetónicos para crear energía hasta que empezamos a comer hidratos de carbono de nuevo. El cambio, del uso de la glucosa circulante a la descomposición de la grasa guardada como fuente de energía, por lo general sucede a lo largo de dos o 4 días de comer menos de 20 a 50 gramos de hidratos de carbono por día. Hay que tomar en cuenta que este es un desarrollo enormemente individualizado, y varias personas requieren una dieta más bloqueada para empezar a producir suficientes cetonas.

Mejora el síndrome de ovario poliquístico (SOP) y problemas de fertilidad

Al evadir los picos de insulina mientras siguen un estilo de vida cetogénico, las mujeres con SOP reportan una reversión del incremento de las hormonas andrógenos, de manera específica la testosterona, lo que disminuye los indicios de SOP e incrementa la fertilidad.

No obstante, un metanálisis reciente tuvo resultados prometedores, con cinco de los seis estudios revisados que enseñaron novedades positivas importantes en las hormonas reproductivas luego de las intervenciones bajas en hidratos de carbono. Esta revisión está lejos de ser concluyente, pero recomienda que se tiene que hacer más exploración para saber los efectos de las dietas bajas en hidratos de carbono sobre la fertilidad.

Más allá de que hay poca exploración específica sobre la dieta cetogénica y la fertilidad, hubo varios desarrollos recientes en relación al ceto y otras condiciones similares con la fertilidad.

Va a mejorar la salud de tu piel

El acné y otros inconvenientes de la piel se tienen que frecuentemente a hinchazón subyacente y resistencia a la insulina. Debido a que las cetonas, un químico producido por el hígado que sirve como combustible en una dieta baja en hidratos de carbono, son antiinflamatorias, "una dieta que provoca que nuestro cuerpo genere cetonas va a proporcionar ayuda a achicar la hinchazón y el acné no deseado".

Mejora tus escenarios de colesterol

La dieta cetogénica se ha asociado con biomarcadores mejorados como el colesterol HDL y los triglicéridos frente a una dieta baja en grasas. No obstante, el colesterol LDL puede incrementar y eso puede ser alarmante. Se apuntan que hay situaciones en que una dieta baja en hidratos de carbono puede incrementar su colesterol gracias a la proporción de consumo de grasa. Es considerable cuando renuncias a un macronutriente, como los hidratos de carbono, y equilibras a los otros.

La dieta cetogénica optimiza el control del azúcar en sangre en pacientes con diabetes tipo 2, por lo menos a corto período. Existe todavía más disputa cuando tenemos en cuenta el efecto sobre los escenarios de colesterol. Algunos estudios detallan que algunos pacientes tienen un incremento en los escenarios de colesterol al inicio, solo para ver el colesterol caer unos meses luego. No obstante, no hay una exploración a la larga que analice sus efectos en todo el tiempo sobre la diabetes y el colesterol prominente.

Datos a tener en cuenta

Una dieta cetogénica tiene la posibilidad de ser una opción atrayente para tratar algunas dolencias, y puede apresurar la disminución del peso. Pero es complicado de continuar y puede aumentar excesivamente el consumo de carnes rojas y otros comestibles grasos, procesados y salados que son notoriamente insalubres.

Lo que marca la distingue en la disminución del peso a la larga no es la manipulación de las proporciones de nutrientes, sino el consumo de calorías. Aunque la obesidad es un inconveniente complejo, una dieta común, diferente, equilibrada y placentera, con una proporción correcta de proteínas, grasas y carbohidratos en la "porción justa", acompañada de entrenamiento del cuerpo y técnicas de afrontamiento de las emociones y manejo del estrés, todavía es la forma más saludable para adelgazar.

¿Cómo adelgazar? La respuesta resulta evidente: por lo menos no disminuyendo excesivamente las calorías e introduciendo lo favorito todos los días en la parte justa. La excitación no es un plus, es el eje de nuestras elecciones y más todavía cuando hablamos de comer. Desde luego que también el misterio es aumentar el ejercicio recurrente y conducir nuestras emociones sin usar comestibles.

En vez de formar parte en la próxima dieta habitual que duraría solo unas semanas o meses (para la mayor parte de la gente que tiene dentro una dieta cetogénica), intente adoptar un cambio que sea sostenible a la larga. Una dieta balanceada y sin procesar, rica en frutas y vegetales muy coloridos, carnes magras, pescado, granos integrales, nueces, semillas, aceite de oliva y mucha agua se ve tener la preferible prueba para una vida extendida, saludable y vibrante.

Capítulo 04 – 5 Consejos para bajar de peso en 2 semanas

Si adelgazar se le hace muy complicado, lo mejor va a ser averiguar a un endocrinólogo para investigar si la glándula de la tiroides está surtiendo efecto de manera correcta. Además de esto, una aceptable iniciativa es averiguar a un nutricionista o a un nutricionista para que elaboren un régimen alimentario ajustado a la dieta cetogénica.

En las situaciones en que hay algún inconveniente de salud como gastritis, asma, osteoporosis o inclusive una limitación de movilidad, es primordial la orientación y consejo de los doctores para conciliar la dieta con la utilización de medicamentos y con la adecuada amoldación a la patología, para que así mismo sea viable bajar de peso progresando la calidad de vida y no al opuesto.

Para bajar de peso y bajar la barriga, los cambios de hábitos y estilo de vida tienen la posibilidad de ser muy eficaces, logrando contribuir a la falta de hasta 2 kg por semana, en relación del peso inicial. No obstante, para que esto se consiga, es sustancial continuar día tras días las tácticas recomendadas.

Además, suponiendo que la persona se encuentre en un desarrollo de adelgazamiento, se sugiere no pesarse día tras días para comprobar si adelgazó o subió de peso, dado que esto produce ansiedad y puede entorpecer en el desarrollo. Lo mejor es pesarse sólo una vez por semana, siempre en el mismo horario y hay que tener en cuenta si está a lo largo del lapso menstrual, porque a lo largo de esta semana es habitual estar un algo más hinchada, lo que se refleja en la balanza.

Consejo 1: Comienza a beber más agua

El agua pertenece a todos los fluidos de nuestro cuerpo (orina, sudor, heces, jugos digestivos, saliva, lágrimas, etc.), pero, además, es que se requiere para que las células de nuestro cuerpo funcionen con normalidad. Además debemos entender que el agua no sólo la conseguimos bebiéndola. Además lo hacemos por medio de todos los comestibles que la tienen dentro, fundamentalmente las frutas y las verduras.

Si el agua del grifo es de excelente calidad, esa va a ser siempre la alternativa más saludable, económica y ecológica. Pero debemos confirmarnos con mucha seguridad de que la calidad del agua cuando sale de la planta de tratamiento y también luego de pasar por las tuberías llega en buen estado a tu hogar. Debo decir que en caso no puedas identificar con claridad esto el agua embotellada es una alternativa bastante buena, mientras que siempre sea de excelente calidad. Por último, poseemos los filtros y las jarras osmóticas como opción. El agua no debería tener ningún gusto ni olor particular.

¿Qué cantidad?

Generalmente, se sugiere beber entre un litro y medio y 2 lts. Diarios, Oséa, entre 6 y 8 vasos. Con estos consejos que te brindamos ahora vas a ver como no es tan complicado. Pero en adición a esto, debemos siempre tomar en cuenta el hecho de que cada situación en específico no es semejante en invierno que en verano, si hacemos algún tipo de actividad física, deporte, sedentarismo, entre otras.
Puedes comenzar a incrementar la proporción de forma gradual. Entre otras cosas, comienza bebiendo medio vaso más cada dos o tres días, y de esta forma hasta llegar a los 8. Mientras lo hagas vas a ir observando cambios en tu salud. Es muy posible que te sientas más enérgico al mismo modo que tu piel mejorará mucho y también sudarás más. Oséa, ayudarás a que tu cuerpo elimine mejor las toxinas.

El mejor instante para beber agua

El más destacable instante del día para beber agua es en ayunas. Tenemos la posibilidad de beber hasta 4 vasos de agua un largo tiempo antes de desayunar, mientras que lo hagamos lentamente y sin que sea un sacrificio. Tenemos la posibilidad de ir creciendo la cantidad todos los días un poco. En el final sentiremos que es nuestro cuerpo el que la pide.

Bebe agua antes de comer

Una muy buena forma para evadir comer como un cerdo es tomar mucha agua antes de que comiences tu almuerzo o tu cena. Un asesoramiento es beberla unos 10 o 15 minutos antes de comenzar dado que contribuye a vigilar la ansiedad.

No tomes agua mientras comes

El instante más amenazante para proponernos beber una cantidad enorme de agua probablemente es justo en la comida. Se nos mezclará con los comestibles y los jugos gástricos y va a empeorar nuestra digestión. Si la comida es muy exquisita probablemente vamos a tener necesidad de beber una medida pequeña de agua. Si nos frecuentamos a beberla antes, e incluimos comestibles frescos en la comida (ensalada, gazpacho, etc.) además vamos a tener menos necesidad de beber mientras comamos. Por el mismo fundamento tampoco va a ser aconsejable beber justo luego de comer, con la distinción de que tengamos la posibilidad tomar una infusión de plantas medicinales.

Agua antes de dormir

Tomar un vaso de agua antes de reposar es una grandiosa iniciativa, tomar algo de agua antes de acostarnos nos asiste a conciliar el sueño, pero no tomes mucha si no deseas despertarte a media noche para ir al baño.

Consejo 2: No quedar con hambre anotando todo lo que comes

Llevar a cabo pequeñas comidas cada 3 horas puede parecer exagerado, pero es verdad que el hambre no hace aparición. Así mismo dividiendo las porciones de comida asisten a bajar el peso. Siga los próximos consejos:

- Ubicar recordatorios en el celular o en la agenda avisando que es hora de comer; Tenga siempre en la cartera o en la mochila frutos secos, frutas naturales que son meriendas simples para llevar a cabo en la calle; Las superiores meriendas son: frutas, yogures, palitos de zanahoria, pepino con aguacate triturado y condimentado con sal y pimienta, tomate en cubos enormes con una migaja de sal y aceite de oliva, un huevo cocido y frutos secos.

- Si es imposible llevar a cabo alguna comida en todo el día, sencillamente concentre en sostener la calidad de la próxima comida y use estos chicos aperitivos si tiene hambre. De a poco es viable comprender que la mayor parte de las ocasiones no tiene que ver con hambre sino de ansiedad.

- Anotar todo lo que come en todo el día además es una aceptable estrategia para bajar de peso, debido a que así mismo la persona consigue tener más grande consciencia de lo que ingiere y, así mismo, consigue detectar fallos y dónde hacer mejor, logrando modificar sus hábitos alimenticios para bajar de peso, suponiendo que sea este el objetivo, y tener una vida más saludable.

- Se sugiere que el registro se haga día tras días y luego de cada comida, ya que es más simple acordarse lo que se ha consumido. En el periódico de comida es sustancial señalar si se habla del desayuno, almuerzo, lunch, comida o cena, la hora de la comida, los comestibles consumidos y la cantidad, el sitio en el que comió y qué se encontraba realizando en el instante. Además, debe quedar registrado si tuvo empresa y cómo se sentía en ese instante. Este registro debe hacerse por 3 a 7 días, debido a que así mismo va a ser viable tener una idea más clara de cuáles son las costumbres dietarías.

Luego del registro, es sustancial investigar todas las selecciones de comida adjuntado con el nutricionista, debido a que así mismo es viable detectar los fallos y entablar tácticas para poder lograr el propósito esperado. Además, el nutricionista va a indicar los especiales comestibles para que la persona no tenga deficiencias alimenticias y consiga bajar de peso de manera saludable.

Consejo 3: Comer despacio, inicio de una aceptable digestión y una aceptable dieta

Ya debes haber escuchado en algún momento que comer retardado es un hábito muy saludable, aunque es muy posible que no hayas llegado a ponerlo en costumbre. Hoy deseamos reforzar en el tema, ya que terminamos de estrenar el mes de la operación bikini saludable y esta es una sección fundamental: la digestión empieza en la boca y hacer bien ese primer paso se encuentra dentro de los enormes elementos que poseemos para llevar a cabo nuestra dieta más saludable. Observemos por qué:

Beneficios de comer lento

Cuando ingerimos retardado tenemos la posibilidad de lograr la sensación de saciedad con menos proporción de comida. Esto se origina por que la señal de saciedad tarda precisamente 20 minutos en llegar a nuestro entendimiento. Si ingerimos ágil, tenemos la posibilidad de continuar comiendo pasado el punto en que nos encontramos saciados y, de un instante para otro, sentiremos que hemos comido bastante. Si ingerimos lentamente vamos a tener tiempo de admitir que nos encontramos satisfechos. Por eso comer retardado asiste para adelgazar, debido a que sólo ingeriremos la cantidad justa y necesaria de alimento.

Para una aceptable digestión el alimento debe ser triturado y ensalivado de manera correcta en la boca antes de pasar al segundo paso. Si esta labor previa no se ejecuta de manera correcta nos encontramos dificultando la labor del estómago, ocasionando afecciones e inconvenientes digestivos.

Es complicado saborear los comestibles cuando ingerimos ágil. Gozar de los sabores y los aromas transforma la comida en algo placentero y relajado. La hora de la comida debe ser un instante de tranquilidad. Dedicar a la nutrición la atención que se merece, además, puede ser una enorme forma de entrenar nuestra cabeza.

¿Por qué ingerimos con prisa?

La excitación de comer se apoya en saborear los comestibles en la boca, masticarlos y combinar sus sabores. No obstante algo nos transporta a tenerlos en la boca una vigésima parte del tiempo primordial y forzarlos a bajar por el esófago sin masticarlos ni disfrutarlos. ¿Por qué?

En algunas ocasiones, la práctica de comer ágil y en exceso está enlazada a la ansiedad. En esos casos debemos hallar el origen de esa ansiedad y trabajar con ella, a lo mejor canalizarla por medio del ejercicio o la respiración.

Pero en la mayor parte de las situaciones hablamos de hábitos, primordialmente relacionados con no estar bastante atento al acto de comer. Los profesionales apuntan que entre las primordiales causas están el hábito de comer enfrente del TV o el consumo de fast foods, algunas veces bastante simple de comer.

Trucos para comer más lento

- El hábito de comer bastante rápidamente no se cambia inmediatamente, por lo cual tenemos que ser activos y reflexionar en los próximos trucos: ==

- Masticar bien: Puedes entablar una misión de cuantas ocasiones deseas masticar o concentrarte en que el alimento debe estar bien triturado antes de ser tragado. ==

- Saborear: Concéntrate en los sabores de cada ingrediente y disfrútalos con tranquilidad.

- Usar los cubiertos: Con los cubiertos siempre ingerimos más retardado que con las manos. Además si utilizamos el cuchillo ingerimos más retardado que si usamos únicamente el tenedor.

- Cortar trozos más pequeños: Un truco simple y efectivo, es complicado cortar trozos chicos y comer rápidamente.

- Reposa los cubiertos: Mientras masticas o mientras hablas, deja los cubiertos sobre el plato. Reducirás tu propio ritmo y posiblemente el de los otros.

- Comer en la mesa: impide siempre comer parado o en la mitad de otras tareas.

- Impide las distracciones: aléjate del TV, el PC y otras dispersiones, ya que desviarán tu atención de lo que estás haciendo: comer.

Ten en cuenta que alguna comida, así sea desayuno, almuerzo, merienda o cena, debe permanecer entre 20 y 30 minutos. Si te toma únicamente 10 es señal de que estás comiendo bastante veloz.

Consejo 4: Hacer actividad física

El tipo de ejercicio no es lo de mayor relevancia, pero sí explotar todas las oportunidades de quemar calorías siempre que sea viable, es de suma consideración que practique una actividad al menos 3 ocasiones por semana. Hacer algunas ocupaciones del día a día puede diferenciarse.

Intente las siguientes actividades:

- Escoge las escaleras del edificio y no el ascensor.

- Bajarse una parada antes del trabajo o del colegio y caminar el resto del sendero.

- Salir a ofrecer un recorrido de 10 minutos luego del almuerzo. Busque en internet o pida a un deportista alguna rutina para hacer ejercicio cardiovascular.

- Saque a su mascota a dar una vuelta más a menudo.

- Para incrementar el gasto de energía, trata de llevar a cabo caminatas de por lo menos 30 minutos, 3 ocasiones por semana, puesto que pertenece a los superiores ejercicios físicos para adelgazar, pero además haz algunos ejercicios de resistencia para complementar el entrenamiento.

Consejo 5: Comer de todo pero con moderación

El cuerpo requiere de todos los nutrientes, por lo cual en las dietas en las que se prohíben los hidratos de carbono hacen con el peso aumente otra vez poco tiempo luego. Los especiales consejos son:

- Preferir leche y sus derivados descremados. Agregar 1 cda. De semillas en los jugos y yogures como linaza y chía.

- Es hora de cambiar y alimentarte con algunos frutos secos, el maní, cacahuate, nueces, almendras y otras son unos aliados increíbles y beneficiosos en una cantidad regular.
- Escoger solo una fuente de carbohidrato por comida, otorgándoles prioridad a los comestibles naturales.

- Come mucha más lechuga y agua antes de cada comida.
- Comer al menos 3 frutas por día. Evadir el consumo de azúcares sencillos, evadiendo tomar café, leche, yogur, tés y jugos con azúcar; El consumo de frutas y vegetales numerosas ocasiones al día, ofrecen muchas fibras y vitaminas, además de contener escasas calorías, favoreciendo el desarrollo de disminución del peso.

Capítulo 05 - Los alimentos fundamentales para una dieta ceto saludable

Continuar una dieta o comenzar un cambio de hábitos no debe o tiene porque ser difícil, pero lo último que necesitas es tener que estar siempre cuestionado lo que puedes y no puedes comer.

Con este capítulo quiero ponerte las cosas un algo más simples, y que poseas una ligera referencia al alcance a través de la enorme mayoría de comestibles permitidos en la dieta cetogénica.

¿Qué comer?

Para llevar a cabo la dieta cetogénica se tienen que remover todos los comestibles ricos en hidratos de carbono como pan y arroz, creciendo primordialmente el consumo de comestibles ricos en grasas y manteniendo un consumo equilibrado de proteínas en la nutrición. Esta dieta trabaja para adelgazar, ya que el organismo usa su propia grasa como fuente de energía en lugar de los hidratos de carbono que surgen de la nutrición.

Esta clase de nutrición está indicada primordialmente para vigilar e impedir convulsiones en las crisis de epilepsia, no obstante, además es usada para tratar la obesidad y la diabetes tipo 2 y en algunas ocasiones para el régimen del cáncer, dado que las células cancerígenas las cuales tienen su energía a partir de estos carbohidratos, los cuales son el porcentaje más mínimo de los alimentos consumidos a lo largo de una dieta cetogénica.

Es considerable que esta dieta se haga bajo la supervisión y la orientación de un nutricionista, ya que es requisito una evaluación sobre nutrición completa para entender si puede o no realizarla.

Es muy considerable tomar en cuenta el desempeño de la dieta cetogénica

El cual radica en una reducción terrible de hidratos de carbono en la nutrición, consumiéndose de 20 a 50 g por día, representando un 10 a 15% de las calorías totales cotidianas. Esta cantidad dependerá del estado de salud, del tiempo de duración de la dieta, de los objetivos personales y del peso que se quiere lograr.

Para compensar esta reducción hay que incrementar el consumo de comestibles ricos en grasas como el aguacate, coco, semillas, aceite de oliva, almendras, nueces y almendras. Además de esto, la proporción de proteína además debe aumentarse hasta constituir un 20% de la nutrición, siendo primordial comer carne, pollo o pescado en el almuerzo y en la cena, e integrar huevo y quesos en las meriendas.

Cuando comienza esta dieta, el organismo pasa por un lapso de amoldación que puede permanecer días o semanas, donde el cuerpo se ajusta a producir energía que llega de las grasas y no de los hidratos de carbono. Por lo cual es viable que surjan algunos indicios como fatiga, letargo y problema realmente grave, circunstancia que sucede cuando el organismo se ajusta.

Grasas y aceites

Al continuar una dieta cetogénica, las grasas conforman la enorme mayoría de tus calorías. Estos comestibles te proporcionarán las grasas de alta definición que necesitas:

- Aceite de coco
- Frutos secos (almendras, avellanas, nueces. Las nueces de macadamia, pacanas, piñones y nueces de Brasil tienen escenarios especialmente altos de grasa)
- Ghee (mantequilla clarificada que no tiene dentro lactosa) Grasa animal (como manteca de cerdo)
- Aceite de oliva virgen extra
- Aceite MCT (excelente suplemento dietético que te brindará un impulso de energía sostenible y te va a proporcionar ayuda a estar en cetosis)
- Pescado azul, abundante en ácidos grasos omega 3 (salmón y salmón ahumado, sardinas, caballa, atún, palometa, bonito, anguila, pez espada…)
- Yemas de huevo
- Aceites de nueces
- Aguacates
- Aceite de aguacate
- Mantequilla (preferiblemente orgánica y que llega de vacas alimentadas con pasto, ya que tiene dentro una más grande proporción de CLA, Omega-3, vitaminas K2, A, D y E. Además tiene dentro minerales como selenio, magnesio, zinc o cobre)

Carnes

Las carnes no procesadas son bajas en hidratos de carbono y correctas para la dieta keto, y la carne orgánica y alimentada con pasto es la más saludable de todas.2 Pero ten en cuenta que la dieta cetogénica es alta en grasas, no alta en proteínas, por lo cual no necesitas enormes proporciones de carne.

El exceso de proteína (más de lo que tu cuerpo necesita) se transforma en glucosa, lo que hace difícil la cetosis.3 Una cantidad habitual de carne es bastante suficiente.

Ten presente que las carnes procesadas, como las salchichas, los embutidos y las albóndigas comúnmente tienen dentro hidratos de carbono agregados. En caso de duda, mira los elementos, jura que los hidratos de carbono sean menos del 5%.

Alimentos del mar

Todos son buenos, inclusive increíbles, principalmente los pescados grasos como el salmón. No obstante, impide los rebozados con pan rallado, dado que tienen dentro hidratos de carbono. Si puedes hallar pescados salvajes, es lo mejor. ==

Productos orgánicos (como huevos)

Cómelos de algún forma, p. ej. Hervidos, fritos en mantequilla, revueltos o como omelet, cómo tú desees.

Grasas orgánicas

Grasas naturales y salsas altas en grasas: la mayor parte de las calorías en una dieta cetogénica tienen que provenir de la grasa. Seguramente muchas las vas a tener de fuentes naturales como carne, pescado, huevos, etc. Pero además utiliza grasa en la cocina, como mantequilla o aceite de coco, y agrega abundante aceite de oliva a las ensaladas, etc. También puedes comer exquisitas salsas altas en grasa, incluida la salsa bearnesa, etc., o mantequilla de ajo.

Legumbres y verduras

Verduras, Frescas o congeladas, las dos están bien. Escoge verduras que crezcan en la área (aquí está el motivo), principalmente de hojas y verdes. Las superiores son la coliflor, el repollo, el aguacate, el brócoli y el calabacín.

Las verduras son una espectacular y exquisita forma de comer grasa buena en la dieta keto. Fríelas en mantequilla y echa abundante aceite de oliva a las ensaladas. Varias personas inclusive piensan a las verduras como un sistema de distribución de grasa. Además agregan más diversidad, gusto y color a tus comidas cetogénicas.

La mayor parte de la multitud termina comiendo más verduras que antes al comenzar a comer keto, dado que las verduras sustituyen a la pasta, el arroz, las papas, etc.

Lácteos

Cuanta más grasa, mejor. La mantequilla es buena, el queso prominente en grasa está bien y los yogures altos en grasa se tienen la posibilidad de tomar con moderación.9La crema densa funciona bien para cocinar. Impide beber leche dado que puedes consumir mucha azúcar con eficacia (un vaso = 15 gramos de carbohidratos), pero puedes utilizarla con frugalidad en el café.

Sin lugar a dudas, tienes que evadir el café con leche (18 gramos de carbohidratos). Además impide los yogures bajos en grasa, principalmente porque comúnmente tienen dentro varios azúcares agregados.

Para varias personas, los derivados de la leche tienen la posibilidad de provocar inflamación e hinchazón. Si no eres sensible a los derivados de la leche, tienes numerosas configuraciones con contenido elevado en grasa. Elije siempre productos enteros, no 'light' o 'bajos en grasas' dado que en ellos la grasa se ha sustituido por azúcar añadida. Los lácteos fermentados naturales son además una muy buena alternativa.

- Nata líquida para cocinar
- Yogur natural (o yogur griego)
- Kéfir
- Leche (entera, de calidad y en escasas proporciones dado que todos los hidratos que tiene dentro son azúcar)
- Queso (Manchego curado, gouda, cheddar, mozzarella, brie, queso azul, parmesano, feta...)

Frutos secos y semillas

Se tienen la posibilidad de tomar con moderación, pero ten precaución al utilizar frutos secos como refrigerios, dado que es muy simple comer muchísimo más de lo que es necesario para ti para saciarte. Además ten presente que las castañas de cajú son subjetivamente altas en hidratos de carbono, come nueces y semejantes.

Las nueces y las semillas son un alimento ideal para personas que hacen dieta baja en hidratos de carbono. Subestimados y, comúnmente, pasados por prominente, están llenos de nutrientes saludables.

- Pipas de girasol
- Semillas de lino (semillas de linaza)
- Semillas de sésamo
- Nueces pacanas
- Pipas de calabaza
- Semillas de chía
- Nueces de Brasil
- Nueces de macadamia

Especias y hierbas aromáticas

Básicamente todas las especias y hierbas están permitidas y aportan una cantidad enorme de provecho para la salud. Aprende a incluirlas en tu cocina, experimenta y deja volar la creatividad! Disfrutarás de nuevos sabores que no te esperas.

- Pimentón dulce o picante
- Raíz de jengibre en polvo
- Romero
- Sal
- Tomillo
- Mezclas de especias
- Albahaca
- Canela
- Cardamomo
- Pimienta de cayena
- Pimienta negra
- Cúrcuma (gran anti-inflamatorio)
- Laurel
- Nuez moscada
- Orégano
- Chile en polvo
- Cilantro
- Comino
- Perejil

Información en relación a las bebidas

- Agua alternativa número 1. Es una buena opción ingerirla ya sea sin nada, con algunos hielos o puedes optar por añadirle gas como soda. Bébela ardiente como si fuera un té o añádele saborizantes naturales como trozos de pepino, limones o limas. Si experimentas

Problemas o indicios como la "gripe keto", agrega bastantes pellizcos de sal a tu vaso de agua.

- Café – Sin azúcar. Una chiquita proporción de leche o crema es bastante. Para conseguir energía plus de la grasa, agrega mantequilla y aceite de coco para llevar a cabo un "café antibalas." Ten presente que si te estancas en la disminución del peso tienes que achicar el consumo de crema o grasa en el café.
- Té o mate – Puedes tomar el té negro, verde, de gusto a naranja, de menta o de hierbas: la mayor parte de los tés están permitidos. No añadas azúcar.
- Caldo de huesos – Humectante, satisfactorio y llenos de nutrientes y electrolitos. Además, ¡es muy simple de hacer! — el caldo de huesos casero puede ser una magnífica bebida en la dieta cetogénica. Agrega algo de mantequilla para ofrecerle un algo más de energía.

Cereales y azúcar

El trigo no es una verdura sino un cereal. Y alguna comida que se prepare con harina de trigo tiene dentro varios hidratos de carbono de digestión ligera. Evítalo lo verdaderamente viable en una dieta baja en hidratos de carbono. Los productos integrales son solo menos malos: es como fumar con filtro. El pan, la pasta, el arroz, las galletas, etc. no son verduras y tienen bastantes hidratos de carbono.

El extracto de maíz prominente en fructosa —el ingrediente dulce de los refrescos— se hace desde una planta (maíz), sin duda alguna esto no pertenece al grupo de verduras, y por supuesto que no es baja en hidratos de carbono.

Granos

Las arvejas, el maíz, los frijoles, las lentejas y la quinua no son verduras y tienen dentro más hidratos de carbono que éstas. Ten precaución con estos comestibles en una dieta rigurosa baja en hidratos de carbono, cómelos en proporciones pequeñas o abstente de ellos totalmente.

La mayor parte de estos comestibles vegetales no se piensan verduras, sino cereales o legumbres. No son buenas configuraciones para una dieta baja en hidratos de carbono.

Frutas

Por regla establecida en la dieta cetogénica se debe limitar el consumo de fruta. La fruta es muy rica en hidratos de carbono, sobretodo de hidratos de carbono de cadena corta, que se absorben muy ágil, y si comes mucha fruta saldrás de cetosis en el instante.

Ten en cuenta que para continuar la dieta cetogénica es imposible sobrepasar el consumo de 30-50 gramos diarios de hidratos de carbono. ¡Un solo plátano ya tiene dentro 27 gramos de hidratos de carbono, una manzana 18 y una naranja 15!

Por lo cual las frutas, generalmente, nos son comestibles para una dieta cetogénica. Pero, si no deseas renunciar totalmente a la fruta, te sugerimos que comas sobretodo bayas (o frutas del bosque) dado que son las que tienen dentro escenarios más bajos de hidratos de carbono y coco en moderación, que es abundante en grasas.

Si eres de esos con la capacidad de soportar la tentación además puedes consumir proporciones pequeñas de cerezas, fresas, ciruelas o un pedazo reducido de algún otra fruta, pero no te lo sugerimos, dado que de forma sencilla un mordisco se convertirá en dos o tres y sin ofrecerte cuenta debes haber comido mucha fruta.

Detalles sobre el alcohol

No es que lleve a cabo inconveniente, pero puede frenar un poco el desarrollo de adelgazar, por eso tú decides cuando tomar una o dos copas de vino. El vodka además se permite. Todos estos sin nada de azúcar, precisamente.

Es importante tener en cuenta

Si no estás siguiendo una dieta cetogénica rigurosa y por consiguiente un algo más liberal cuando hablamos de hidratos de carbono, intenta evadir las fuentes procesadas como harinas refinadas. Los productos orgánicos que crecen de manera natural siempre van a ser una mejor alternativa para tu salud generalmente.

Quisiera que esta lista de comestibles para la dieta cetogénica te ayuda principalmente a lo largo de las primeras semanas. Más allá de que liberarse de los hidratos de carbono con almidón, el grano, los azúcares, las frutas y el alcohol puede no ser simple al inicio, te aseguramos que va a ser bastante más simple mientras comiences a ver de forma física los varios sorprendentes beneficios de una nutrición baja en carbohidratos.

Capítulo 06 – Qué alimentos no se recomiendan para esta dieta

Si en una dieta habitual la existencia de carbohidratos representa precisamente el 50% o 60% del total de grasa consumida en nuestro cuerpo, cuando nos referimos a la dieta cetogénica encontramos que estos hidratos están situados aproximadamente entre el 5% y el 10%.

No estamos hablando solo de dejar de consumir pasta o patatas, los máximos exponentes y los más populares por todos nosotros. Los carbohidratos están además en frutas y verduras, de esto viene que se considere una dieta baja en vitaminas. Según lo restrictivo que sea el plan sobre nutrición que sigamos, puede dejarnos consumir algo de fruta como distinción, en tanto que en otras ocasiones se prohíbe completamente.

En la dieta cetogénica además se eliminan comestibles como pan, harinas, cereales o legumbres (esto justifica la baja proporción de fibra consumida). Además se rechazan los comestibles procesados, los dulces o las bebidas gaseosas y/o azucaradas, que acostumbran contener una alta proporción de carbohidratos, aunque en cualquier situación es saludable retirarlas de la dieta, por lo cual este es el mal menor. Y de los comestibles que no tienes que consumir va a ser de lo que voy a hablar en este capítulo.

¿Están completamente prohibidos los hidratos?

No. De hecho, inclusive aunque busquemos el estado de cetosis, siempre se tiene dentro un reducido porcentaje de hidratos. Cuando estamos hablando de dieta cetogénica a secas nos solemos referir a la dieta cetogénica nivel, donde se busca consumir bastante más de un 70% de grasas, un 20% de proteínas y menos de un 10% de carbohidratos.
Además se puede elegir por una dieta cetogénica alta en proteínas, donde se equilibra un algo más la balanza, con un 60% de grasas, un 35% de proteínas y un 5% de hidratos.

En algunas ocasiones sí que tenemos la posibilidad de ingresar los hidratos de carbono en la dieta. Entre otras cosas, los deportistas, en días de entrenamiento de alta intensidad o de competición. Además existe la llamada dieta cetogénica cíclica, donde se tienen la posibilidad de unir días cetogénicos con días de nutrición nivel, siempre que la balanza se mueva en pos de la cetosis.

¿Podemos alimentarnos sanamente con esta dieta?

Dependerá de la proporción que le demos a cada alimento. No es semejante que hagamos un consumo excesivo de embutidos a que nos apoyemos primordialmente en comestibles como el pescado azul o los frutos secos, muy saludables. Además es primordial sostener un consumo excesivo de proteínas.

No obstante, no resulta saludable remover nutrientes básicos. La carencia de fibra y vitaminas puede conducir a inconvenientes de salud, por lo cual siempre debemos buscar suplirlos con comestibles que sí estén permitidos y que a la vez nos den un óptimo aporte de estos. De igual modo, no debemos abusar de grasas saturadas por los inconvenientes cardiovasculares que acostumbran llevar asociados.

Las ventajas al parar el consumo de azúcar en la dieta cetogénica

Es conocido que el azúcar refinado es un ingrediente muy usado en cantidad considerable de comestibles y se encuentra dentro de las sustancias más consumidas en todo el mundo. Bastante se habla de sus efectos negativos en el cuerpo, pero para bastante gente es muy complicado dejar de consumir azúcar. Cuando sepas qué le pasa a tu cuerpo cuando dejas de comer azúcar por un tiempo pensarás dos ocasiones antes de llevarte ese pastel a la boca.

El cuerpo humano requiere azúcar como forma de energía, pero el azúcar que favorece al cuerpo es el que hay en los comestibles naturales, como las frutas. El azúcar refinado, que se utiliza en cantidad considerable de productos de panificación, postres y bebidas gaseosas es un tipo de azúcar procesado que tiene cantidad considerable de químicos que afectan negativamente a nuestro cuerpo a largo y corto plazo. Más allá de que es complicado remover totalmente el azúcar de nuestra dieta día tras día, es bueno moderar su consumo y seleccionar otras configuraciones más saludables.

El azúcar blanco refinado es un alimento que no nutre debido a que contribuyen calorías vacías, Oséa, se asimila muy de manera rápida y pasan al torrente sanguíneo con apariencia de glucosa, lo que un consumo excesivo podría crear diabetes.

Es por esto que cuando ingerimos azúcar o algo dulce estamos instantáneamente vigorizados, no obstante al poco tiempo se produce el «bajón» de azúcar y empezamos a sentirnos un poco fatigados, o sin ganas de nada. Es entonces cuando buscamos de nuevo comer algo dulce. De esta forma el círculo vicioso sigue en pie y te encuentras con que no has podido parar de comer cosas dulces a lo largo del día.

Si pruebas de achicar radicalmente por uno o dos días el consumo de cosas muy dulces y procesadas vas a ver que por el momento no vas a tener esa sensación de «querer algo dulce» a toda hora o luego de las comidas. Cuando reduces el consumo de azúcar refinado en tu dieta lograrás indispensables provecho para tu salud, los cuales vas a ver plasmados en algunos días.

TE SIENTES ENERGIZADO

Aunque contradictoriamente, el azúcar contribuye energía instantáneamente, el consumo periódico en exceso de esta sustancia piensa un desfase en los escenarios de insulina en el torrente sanguíneo, por lo cual después del pico de energía viene el «bajón», popular como shock hipoglucémico. Cuando no consumís más azúcar refinado y eliges configuraciones saludables tu energía estará en un mismo nivel y verás además que te vas a sentir menos susceptible a las oscilaciones de humor.

CUIDAS TU HÍGADO

La fructuosa y la glucosa en exceso tienen la posibilidad de producir un efecto tóxico en el hígado, semejante al que produce el consumo elevado de alcohol. Quizás te ocurra que después de un fin de semana de enormes banquetes sientas que poseas una «patada al hígado». Los profesionales sugieren llevar a cabo una limpieza desintoxicante para proteger tus funcionalidades hepáticas y desintoxicar tu cuerpo. Cuando empiezas por dejar de consumir azúcar vas por buen sendero.

TU PIEL SE VE RADIANTE

Cuando eliminas o suprimes el azúcar de tu dieta tu piel empieza a verse mejor, debido a que el exceso de azúcar interfiere en la producción de elastina y colágeno. Entonces, si deseas mostrar una piel radiante y fría descarta el azúcar para no ocasionar el rápido declive de la edad de tu piel.

MEJORAS EN TU SISTEMA DIGESTIVO

Cuando eliminas el azúcar de tus comidas estás prestando asistencia a tu cuerpo a hacer una digestión más lenta y natural, y lo ayudas a procesar de manera correcta todos los comestibles. Por otro lado, cuando eliminas azúcares además estés descartando posiblemente hidratos de carbono, por lo cual tu peso se va a ver más equilibrado y te vas a sentir más saludable.

UNA BOCA MÁS SANA

Más allá de que cepilles tus dientes después de cada ingesta, la verdad es que la caries se forma muy de manera rápida y es una enorme amiga de los azúcares. Cuando reduces el azúcar estás reduciendo además las opciones de tener inconvenientes dentales.

AYUDA AL ORGANISMO A ASEGURAR EL CORAZÓN

Achicar el consumo del producto además contribuye a bajar los peligros de padecer un ataque al corazón. El Journal of the American Heart Association de esta forma lo detalló, construyendo a la vez una atrayente exploración donde se dan a conocer los peligros del azúcar para la salud cardíaca. Independientemente, la manera más óptima de sostener un control y garantizar el confort del organismo es llevando a cabo revisiones regulares en el médico o experto.

AYUDA A VIGILAR LA DIGESTIÓN DE ESTA FORMA COMO LA SALUD DENTAL

Al remover esta sustancia de la dieta el electrónico digestivo se ve beneficiado. Esto es ya que su aptitud de procesar todos los comestibles puede realizarse de un método más eficiente. Inconvenientes como el de estreñimiento y otros males en el colon se ven claramente disminuidos.

De esta forma, las bacterias de la boca tienen a fortalecerse debido al consumo de azúcar. Es sustancial tener claro que el producto incrementa las opciones de desarrollar caries y otros inconvenientes dentales. Cuando reduces totalmente el consumo de azúcar, estás ayudando a sostener unos dientes más sanos.

LOGRARÁS SOSTENER UN PESO MÁS EQUILIBRADO

Los comestibles azucarados acostumbran contener altos escenarios de grasas, hidratos de carbono y calorías, que son las primordiales razones de la obesidad. Remover de la dieta el producto además va a ayudar a remover en parte importante esta clase de sustancias. De esta forma, va a ser más simple sostener un peso equilibrado y saludable.

Además, cabe nombrar que diversos estudios pudieron saber que el consumo elevado de azúcar estimula el avance de la resistencia a la leptina. Esto es, la hormona encargada de ofrecer la señal de saciedad al cerebro.

En este momento que ya conoces los enormes provecho para la salud que trae achicar el consumo de azúcar, intenta achicar el consumo de esas calorías vacías y dale un sacudón de energía a tu cuerpo. Si todavía te es muy complicado, disminuye el consumo poco a poco y trata de no tener en la alacena o heladera ninguna alternativa tentadora.

Dile hasta pronto a los carbohidratos

Descarta de tu dieta todos los refrescos, jugos de fruta, bebidas deportivas y "aguas vitaminadas" (todas estas configuraciones son básicamente agua azucarada). Impide los dulces, las golosinas, las chocolatinas, los donuts, los helados y los cereales de desayuno.

Lee las etiquetas de los comestibles para hallar azúcares escondidos, precisamente en salsas, condimentos, bebidas, aderezos para ensaladas y comestibles empaquetados. La miel, el medicamento de arce y el sirope de arce además son azúcares. Intenta remover o limitar el consumo de edulcorantes.

Almidones

Pan, pasta, arroz, maíz, papas, ejotes, papas fritas, papas fritas de bolsa, avena, muesli, etc. Los productos integrales son solamente un poco menos pésimos en lo que a carbos tiene relación.

Las legumbres como los frijoles y lentejas, tienen varios hidratos de carbono. Una suma correcta de tubérculos puede ser correcta (salvo que comas de manera muy baja en carbohidratos).

Evita a toda costa la margarina

La margarina: Es una imitación de la mantequilla fabricada de manera industrial con un contenido elevado en grasas omega-6. No posee provecho para la salud obvia y muchas personas creen que sabe peor que la mantequilla.17 Podría estar relacionado con asma, alergias y otras patologías inflamatorias, probablemente por su contenido elevado en omega-6.

Pero más que nada ten precaución con:

La dieta cetogénica se ha popularizado hace poco y muchas compañías de nutrición quieren sacar dinero agregando etiquetas que pongan "cetogénico" o "bajo en carbohidratos" en un producto nuevo. Ten bastante precaución con productos catalogados "keto" o "bajos en carbohidratos" como pastas, chocolatinas, barritas energéticas, proteína en polvo, refrigerios, pasteles, galletas y otros comestibles "bajos en carbohidratos" o "cetogénicos". Lee todas las etiquetas con detenimiento para corroborar que solo tienen dentro elementos naturales bajos en hidratos de carbono. Cuantos menos elementos tengan, mejor.

En la mayoría de los casos, estos productos empaquetados no mezclan bien con la disminución del peso y la rectificación de inconvenientes metabólicos. Es viable que tengan hidratos de carbono escondidos que no figuren en la etiqueta y que perpetúen tus antojos y tu adicción a la comida alta en hidratos de carbono que intentan sustituir.

Examina las etiquetas. Comúnmente vas a ver productos llenos de aditivos, polialcoholes y otros edulcorantes. Fundamentalmente son comida basura con una etiqueta que dice "keto", y también las etiquetas tienen la posibilidad de mentir. Entre otras cosas, hace unos años una compañía de pasta recibió una multa de $8 millones por mentir en relación al contenido de hidratos de carbono de sus productos.

Dos sencillas normas para evadir esta chatarra:

1- No reemplaces comida basura alta en hidratos de carbono por comida basura keto. Si tienes algún antojo puedes llevar a cabo una edición baja en hidratos de carbono de un postre usando nuestras recetas de postres y refrigerios. Seguramente poseas más triunfo a la larga en la dieta cetogénica si adaptas tu paladar de manera que ya no desees ni necesites esta clase de comida.

2- Evita productos que lleven impresas las expresiones "carbohidratos netos". Comúnmente no son más que una manera de engañarte.

Con toda la información que te acabo de plantear en este capítulo deberías estar ya más que listo para que procedas a ir al autoservicio y comenzar a adquirir comida de la preferible calidad, más orgánica y menos procesada.

Capítulo 07 - Reactiva tu metabolismo

Cuando ejercitamos a nuestro organismo, obtenemos excelentes beneficios. A nivel psicológico te contribuye a sentirte mejor porque liberas endorfinas, se utiliza para calmar tensiones, achicar el estrés y contribuye a reposar mejor. A decir verdad y contando todo, siempre es una vía a la cual todos somos aptos y también es una excelente alternativa la cual siempre debemos tener presente.

No obstante, bastante gente, además de desear una vida saludable, tiene como propósito hacer mejor su figura. Debes tener siempre presente que es un muy mal hábito querer obsesionarte por cómo luces físicamente y termines sobre ejercitando a tu cuerpo ¿A quién no le agrada verse bien?

Acelerar tu metabolismo es fundamental para adelgazar

El ejercicio es clave para quemar calorías, pero además lo es la nutrición y los puntos psicológicos. ¿Sabías que una de las claves para la disminución del peso es incrementar nuestro metabolismo para quemar más calorías?

Si pasaste de los 30 años, te debes haber dado cuenta de que con la edad cada vez cuesta más quemar esos "kilitos" que sobran. Esto se origina por que el metabolismo se ralentiza con el paso de los años, algo completamente natural y biológico.

No obstante, nuestros hábitos y la forma que poseemos de comer o entrenar además tienen un efecto positivo o negativo sobre la aceleración de nuestro metabolismo. Por eso es requisito que sepas algunas claves si tu propósito achicar tu porcentaje de grasa en el cuerpo.

Pero, ¿cuáles son estas claves? ¿Cómo se puede incrementar el metabolismo? Ahora puedes hallar una secuencia de formas de proceder y hábitos que te van a ayudar.

No te olvides del desayuno

Varias personas deciden no desayunar o desayunar poco suponiendo que de esta forma adelgazarán. Este accionar es completamente equivocado, ya que el desayuno es, probablemente, la comida más relevante del día.

Las indagaciones demostraron que la gente que desayuna bien quema más calorías a lo largo del día. Nuestro organismo se ralentiza mientras dormimos, y no regresa a acelerarse hasta qué ingerimos algo." Para incrementar el metabolismo, alcanza con desayunar unas 300 a 400 calorías.

Haz pesas

Hay individuos que creen que lo perfecto para bajar de peso es llevar a cabo cardio, por lo cual omiten el entrenamiento de pesas. Suponer es así un error, ya que el entrenamiento de pesas hace más rápido el metabolismo.

Esta aceleración del metabolismo no únicamente se produce al terminar la sesión, sino que, al hacer músculo, provoca que aumente el metabolismo basal, que es el gasto energético que nuestro cuerpo transporta a cabo cuando nos encontramos en reposo. Si no tienes idea bastante de nutrición o de entrenamiento deportivo, es viable que te cuestiones, ¿y qué significa esto del metabolismo basal? Ya que muy sencilla, el músculo hace quemes más calorías inclusive cuando estás descansando y no realizas educación física.

Corre

Y sucede que el entrenamiento del cuerpo es una aceptable opción para incrementar el metabolismo basal. Como hemos dicho en el punto previo, varios individuos suponen que sencillamente corriendo quemarán más grasa. Más allá de que es verdad que cuando practicamos running a una intensidad moderada en el transcurso de un tiempo prolongado quemaremos más grasa, con el entrenamiento de vez en cuando se queman más calorías.

Para incrementar el metabolismo basal puedes evaluar de hacer intervalos, con periodos cortos de tiempo en los que haces sprints (en torno al 80-90% de tu continuidad cardíaca máxima). Lo mejor es correr a una intensidad baja o moderada (al 50-60% de la continuidad cardíaca máxima) a lo largo de 2 minutos y después llevar a cabo 30 segundos de sprints. Esta secuencia puedes realizarla unas 10 o 15 ocasiones (aunque siempre tienes que adaptarla a tu nivel de condición física). Esto creará un desajuste en tu organismo que te dejará quemar más calorías a lo largo de las siguientes 24 horas, inclusive si estas descansando.

Ejercítate en ayunas

Es verdad que he comentado que es requisito desayunar, ya que, después de las horas de sueño, hasta que uno no ingiere comestibles el metabolismo no se activa otra vez. No obstante, se puede entrenar en ayunas de forma que el metabolismo se active y se acelere el desarrollo de quemar grasa.

La intención de entrenar en ayunas es achicar las reservas de glucosa o glucógeno para pasar a quemar grasas a lo largo del ejercicio. Si optas por esta alternativa, tienes que estar bien hidratado y comer luego de entrenar, de lo opuesto puedes terminar muy agotado a lo largo del día.

Cuida las grasas que comes

La grasa es fundamental para el organismo, por lo cual tienes que consumirla con moderación. Según una exploración de investigadores italianos que fue publicada en el Journal of Clinical Endocrinology and Metabolism se queman más calorías tomando comestibles pobres en grasa.

Los comestibles ricos en grasa tienen más calorías, y otros macronutrientes como los hidratos de carbono generan una más grande termogénesis, oséa, que usan más calorías para quemar los comestibles.

Exactamente, la termogénesis de las grasas es de un 3%, mientras el de los hidratos de carbono es un 7%.

Come proteínas

El rey de la termogénesis es la proteína. Más allá de que he dicho en el punto previo que la termogénesis de las grasas es de un 3% y la de los carbohidratos es de un 7%, el de las proteínas es de un 27%. Se sabe que el consumo de proteínas contribuye a incrementar el metabolismo.

Además, las proteínas contribuyen a la formación de músculo, por lo cual aumentarás el metabolismo basal si lo combinas con algunas tácticas de entrenamiento del cuerpo, entre otras cosas, con el trabajo de pesas.

Consume omega 3

Si vas a consumir grasas, jura que sean saludables, Oséa, mono insaturadas o poliinsaturadas. (Si no tienes idea diferenciar estos tipos de grasas, puedes leer nuestro artículo: "Tipos de grasas (buenas y malas) y sus funciones"). Un tipo de grasa que va a beneficiarte en relación a la aceleración del metabolismo son los ácidos grasos omega-3. Esta es la causa por la que los profesionales en nutrición sugieren comer pescado.

El salmón, la caballa o el arenque son buenas configuraciones. Un análisis de la Obesity Research dió a conocer que si entrenamos, una aceptable dosis de aceite de pescado contribuye a quemar grasa de forma más eficaz.

Come numerosas ocasiones al día

Algunos individuos tienen la creencia de que comiendo bastante menos van a perder muchas más calorías. Es verdad que si ingerimos menos de lo que gastamos vamos a poder bajar de peso, pero no vale dejar de comer o comer muy poco.

Por un lado, al comer aumentamos el efecto térmico y el metabolismo basal en un 8% y un 16% a lo largo de ambas o tres horas tras la comida. Por consiguiente, es ideal comer numerosas ocasiones al día (los profesionales sugieren cinco). De igual modo, si eres de aquellas personas que ejerce entrenamiento del cuerpo de forma regular, tendrás que comer para lograr entrenar y tener escenarios óptimos de energía.

Nuestro cuerpo es capaz, y si el cuerpo nota que no estás comiendo lo bastante, entra en modo custodia (porque piensa que estas en una circunstancia de riesgo donde no puedes alimentarte), por lo cual tu metabolismo se desacelera y economiza el gasto calórico.

¿Termogénesis?

Si deseamos incrementar el metabolismo debemos tener un estilo de vida activo Esto no solo tiene dentro llevar a cabo entrenamiento del cuerpo, ya que esto únicamente piensa entre un 15-30% del gasto calórico total. La termogénesis que se ha citado en las líneas anteriores representa un 10-15% del gasto calórico total y el metabolismo basal un 50-70%.

Una de las superiores tácticas para incrementar el metabolismo es por medio de lo que se conoce como NEAT (Non-Exercise Activity Thermogenesis), que son las ocupaciones diarias que hacemos y que se asocian a las calorías quemadas. Entre otras cosas, subir escaleras, las ocupaciones domésticas o caminar al trabajo te van a ayudar a incrementar tu NEAT y, consecuentemente, tu metabolismo.

Sorprende a tu cuerpo

El organismo humano tiene una capacidad de amoldación. Por esa razón, cuando hacemos entrenamiento del cuerpo, debemos ir creciendo nuestra intensidad o volumen de entrenamiento de forma progresiva. A las unas semanas un mismo entrenamiento ya es diferente de efectivo. Para evadir esto, puedes cambiar tus entrenamientos y llevar a cabo cosas que te cuesten y sorprendan a tu cuerpo, entre otras cosas, cambios de agilidad, de ritmos, de duración o de cargas.

Controla los carbohidratos

Los hidratos de carbono son una increíble fuente de energía, y aunque tengan mala popularidad, no es requisito removerlos de la dieta. Sencillamente tienes que entender cómo comerlos.

Para eso tienes que alimentarte con hidratos de carbono complejos, que son los que tienen dentro un índice glucémico bajo, Oséa, que mantienen los escenarios de insulina a raya, se transforman en glucosa en un poco más prolongado que lo que se conoce como hidratos de carbono sencillos y generan una liberación de energía de forma progresiva y lenta. Los comestibles que tienen dentro hidratos de carbono complejos son: el arroz integral, la mayor parte de frutas y vegetales o la pasta integral, etc.

Bebe té verde

El té verde tiene grandiosos beneficios para la salud y es abundante en antioxidantes como los polifenoles. Una exclusiva exploración revela que la catequina, una sustancia que está en esta infusión, puede incrementar el metabolismo. Los datos de este estudio proponen que los sujetos de su ensayo que han tomado té verde perdieron más peso que esos que no lo hicieron.

Según concluyen los estudiosos, las catequinas tienen la posibilidad de hacer mejor la oxidación de grasas y la termogénesis. Con cinco tazas de té verde al día puede producirse un gasto calórico de 90 calorías al día.

Pásate a lo orgánico

Los comestibles orgánicos son más saludables y, a la vez, además aceleran el metabolismo. Un estudio encontró que las frutas, verduras y granos cultivados sin plaguicidas aceleran el metabolismo y asisten a quemar más grasa, porque no dan a conocer a la tiroides a toxinas.

"Los productos no orgánicos bloquean el metabolismo primordialmente por entorpecer con la tiroides, que es el termostato de su cuerpo e influye en el metabolismo".

Deja el alcohol a un lado

¿Te agrada tomarte tu copita de vino con la comida? Ya que si no deseas ralentizar tu metabolismo, mejor que elimines este hábito de tu vida.

Además lograr que tu metabolismo vaya más retardado, numerosos estudios demostraron que tomar una copita antes de la comida provoca que la multitud coma cerca de 200 calorías más. Otro estudio encontró que el cuerpo quema alcohol primero, lo que supone que las calorías de la comida tienen más grande posibilidad de ser almacenadas como grasa.

Picante

Agregar picante a la comida hace más rápido el metabolismo de manera destacable. Por lo menos eso es lo que concluye un trabajo de exploración de la Facultad Estatal de Pensilvania en USA. Según su estudio, al consumir picante la tasa metabólica del cuerpo incrementa hasta en un 20% a lo largo de media hora. Si deseas quemar más grasa, pásate al picante.

Algunos mitos respecto al desempeño del metabolismo

Aumentar la masa muscular le va a proporcionar ayuda a adelgazar

El músculo quema más calorías que la grasa. Entonces, ¿Formar más músculos estimulará o no su metabolismo? Sí lo va a hacer, pero solo en una chiquita medida. La mayor parte de la gente que hace ejercicio regularmente incrementa solo varias libras (kilogramos) de músculo. Eso no es bastante para llevar a cabo una enorme distingue en la proporción de calorías que usted quema. Además, cuando no se están utilizando activamente, los músculos queman muy escasas calorías. La más grande parte del tiempo, su cerebro, corazón, riñones, hígado y pulmones representan la mayoría de su metabolismo.

Levante pesas para hallar músculos y huesos más fuertes. Incorpore el entrenamiento de fuerza como parte de un programa de ejercicios bien redondeado que integre ocupaciones que pongan a latir a su corazón. Para evadir recobrar el peso plus, además va a necesitar consumir una dieta saludable.

Comer algunos comestibles puede apresurar su metabolismo

Consumir comestibles como el té verde, la cafeína y chiles (ajíes) picantes no le va a proporcionar ayuda a bajar el peso excedente. Algunos de estos comestibles tienen la posibilidad de ofrecer un reducido estímulo a su metabolismo, pero no bastante para llevar a cabo una distingue en su peso.

Elija sus comestibles por su buen valor sobre nutrición y su gusto. Coma una diversidad de comestibles saludables que lo satisfarán sin engordarlo.

Dormir bien durante la noche es bueno para su metabolismo

Un óptimo descanso durante la noche no va a acelerar su metabolismo, pero no reposar puede llevarlo a incrementar de peso. La gente que no duermen lo bastante tienden a consumir más calorías de las que requieren, a lo mejor para lidiar con el sentimiento de cansancio.

Organice su historia de forma que tenga bastante tiempo para reposar. Si tiene inconvenientes para reposar, busque formas de relajarse antes de irse a la cama y prepare su cuarto para que sea confortable para reposar. Dialogue con su proveedor de atención médica si los consejos de cuidados personales para reposar mejor no le asisten.

Usted subirá de peso mientras envejezca porque su metabolismo se desacelerará

Más allá de que es verdad que nuestro metabolismo es más retardado que cuando éramos chicos, parte importante del incremento de peso que se proporciona en la mediana edad pasa porque nos volvemos menos activos. Los empleos y la familia hacen que el ejercicio pase a un background. No nos movemos tanto y perdemos músculo y ganamos grasa.

Mientras envejece, además tiene la posibilidad de tener inconvenientes para regular el volumen de sus comidas. Después de una comida grande, los adolescentes tienden a comer inferiores proporciones hasta que sus cuerpos usan las calorías. Este control natural del apetito se ve ocultar acorde la multitud envejece. A menos que ponga mucha atención, las comidas enormes tienen la posibilidad de acumularse de manera rápida.

Acorde envejece, es sustancial llevar a cabo del ejercicio una sección regular de todos los días. Al seguir estando activo y consumir porciones más pequeñas de comestibles saludables, puede evadir incrementar de peso con la edad.

Capítulo 08 - Menú cetogénico y plan de dieta de 21 días

Día 1

Desayuno: Huevos batidos.

- 30 g mantequilla
- 2 huevos
- sal y pimienta

Instrucciones:

1. Mezcle los huevos adjuntado con algo de sal y pimienta con la ayuda de un palillo.
2. Derretir la mantequilla en una sartén con cubierta antiadherente con calor medio.
3. Verter los huevos en la sartén y combinar a lo largo de 1-2 minutos hasta que estén cremosos y cocinados menos de lo que disfrutas. Es bueno saber siempre que cuando sacas los huevos del sartén estos seguirán cocinándose por unos minutos más.

Almuerzo: Ensalada de carne de res.

Para este necesitarás:

Mayonesa

- sal y pimienta
- 225 ml (200 g) mayonesa
- ½ cda. jugo de lima
- 1 cda. aceite de sésamo

Carne de res

- 300 g bifes de chorizo
- 1 cda. jengibre fresco rallado
- 1 cda. aceite de oliva
- 1 cucharada hojuelas de ají
- 1 cda. salsa de pescado

Ensalada

- ½ cebolla roja
- cilantro fresco
- 75 g lechuga
- 1 cucharada (3 g) semillas de sésamo
- 2 cebolletas
- 50 g (110 ml) pepinos
- 75 g tomatitos cherry

Instrucciones:

- Preparar la mayonesa mezclando la mayonesa con el aceite de sésamo y el jugo de lima. Salpimentar al gusto y guardarlo.

- Mezclar todos los elementos para la mojada de carne de res en una bolsa de plástico preferiblemente envoplast. Agregar la carne de res y remojar por lo menos unos 15 minutos o más a temperatura de 25 grados.
- Debes picar todas las verduras pertenecientes a la ensalada, pero con respecto a las cebollas se deben picar en trozos chicos. Luego preferiblemente coloca todo en dos platos.
- Debes tomar un sartén ahora y ponerlo a calentar a un fuego de mediano a alto. Luego empieza a agregar las semillas de ajonjolí para que estas se sequen y empiecen a tostarse por un par o varios minutos o hasta que estén sutilmente doradas y fragrantes.
- Secar la carne otorgándole golpecitos con papel de cocina por los dos lados. A fuego prominente, dorar en el transcurso de un minuto o dos por los dos lados, achicar luego el fuego al medio-bajo, cocinando la carne esta que esté al punto. Luego, pasarla a una tabla de cortar.
- Freír los cebollinos un minuto en la misma sartén.
- Ahora debes cortar la carne de manera perpendicular a la fibra en lonchas finas. Ahora ponle las verduras encima.
- Toma una buena cantidad de semillas ya tostadas y ponlas encima de las carnes con mucha sutileza. Con una cucharada de mayonesa de sésamo como acompañamiento.

Cena: Pollo al horno con queso y aceitunas.

- 50 g mantequilla, para freír
- 1 diente de ajo, finamente picado
- sal y pimienta

- 75 g pesto rojo o pesto verde
- 350 ml crema para batir
- 700 g muslos de pollo o pechugas de pollo
- 225 g queso feta, en dados
- 120 ml aceitunas sin hueso

Instrucciones:

1. Calentar tu horno a unos 200 °C (400 °F).
2. Debes picar las piezas de muslos o pechuga según lo que hayas comprado en pedazos bastante regulares o pequeños.
3. Agregar la mantequilla a una sartén grande y freír los trozos de pollo en tandas a fuego medio-alto hasta que estén doradas.
4. Combinar el pesto y la crema densa en un tazón.
5. Ubicar los trozos de pollo frito en una asadera adjuntado con aceitunas, queso feta y ajo. Agregar el pesto
6. Asar en el horno a lo largo de 20-30 minutos, hasta que el plato se ponga burbujeante y marrón claro cerca de los bordes.

Día 2

Desayuno: Tequeños de queso.

Almuerzo: Huevo revuelto especial.

- 6 huevos
- sal y pimienta
- 100 g tomatitos cherry cortados en mitades o tomates cortados en rebanadas
- 150 g (325 ml) queso mozzarella fresco
- 1 cda. Albahaca fría o albahaca seca
- 2 cda. aceite de oliva

Ingredientes:

1. Romper los huevos en un bol para combinar y agregar sal y pimienta negra al gusto. Batir bien con un tenedor hasta que todo esté mezclado totalmente. Agregar albahaca y revolver.
2. Cortar los tomates en mitades o en rebanadas. Picar o rebanar el queso.
3. Calentar el aceite en una sartén grande. Freír los tomates a lo largo de algunos minutos.
4. Echar la mezcla de huevos sobre los tomates. Aguardar hasta que se vuelva un poco estable y agregar el queso.

5. Bajar el fuego y dejar que el omelet se endurezca. Ser útil inmediatamente, ¡y disfrutar!

Cena: Vaso de leche entera.

Día 3

Desayuno: Frittata de espinacas.

- sal y pimienta
- 225 g espinacas frescas
- 225 ml crema para batir
- 150 g tocino o chorizo en dados
- 8 huevos
- 2 cda. mantequilla
- 150 g queso rallado

Instrucciones:

1. Precalentar el horno a 175 °C (350 °F). Engrasar una asadera de 23x23 cm (9x9 pulgadas) o ramequines particulares.
2. Freír el tocino en mantequilla a fuego medio hasta que esté crocante. Agregar las espinacas y eliminar hasta que se ablanden. Sacar la sartén del fuego y reservar.
3. Batir los huevos y la crema juntos y verter en la asadera o en los ramequines.
4. Agregar el tocino, las espinacas y el queso por arriba y colocarlos en el horno a media altura. Hornear a lo largo de 25-30 minutos o hasta que la frittata esté llevada a cabo en el medio y dorada por fuera.

Almuerzo: Sopa de pollo.

- 1½ pollos a la brasa, desmenuzado
- 475 ml repollo verde
- 1 cucharada sal
- ¼ cucharada pimienta negra molida
- 2 dientes de ajo, picados
- 2 cda. cebolla deshidratada picada
- 2 cucharada perejil seco
- 110 g mantequilla
- 2 ramas de apio
- 2 litros caldo de pollo
- 175 g champiñones, en rodajas
- 1 zanahoria, de tamaño medio

Instrucciones:

1. Derretir la mantequilla en una cazuela grande.
2. Cortar los ramos de apio y los champiñones en trozos más chicos.
3. Añadir la cebolla seca, el apio, los champiñones y el ajo en la cazuela y cocinar de tres a 4 minutos.
4. Añadir el caldo, la zanahoria, el perejil, la sal y la pimienta. Cocinar a fuego retardado hasta que las verduras estén agradables.
5. Añadir el pollo y el repollo cocidos. Cocinar a fuego retardado de 8 a 12 minutos más hasta que los "tallarines" de repollo estén tiernos.

Cena: Carbonara.

- 4 yemas de huevo
- 75 g queso parmesano 1 cda. mantequilla

- 300 ml crema para batir
- sal y pimienta
- perejil fresco, picado
- 300 g tocino o panceta, en dados
- 60 ml (50 g) mayonesa
- 900 g calabacines
- Pan rallado

Instrucciones:

1. Echar la crema densa en una cazuela y llevarla a ebullición. Bajar el fuego y dejar hervir a lo largo de unos minutos hasta que se reduzca un cuarto.
2. Freír panceta/tocino en mantequilla hasta que esté crocante. Reservar la grasa.
3. Mezclar la mayonesa con la crema densa. Salpimentar al gusto y cocinar hasta que la mayonesa se ardiente.
4. Hacer espirales del calabacín con un espiralizador. Si no tienes un espiralizador, puedes llevar a cabo tiras finas de calabacín con un pelador de patatas.
5. Añadir los espaguetis a la salsa de crema ardiente. Dividir entre 4 platos y contemplar con tocino, yemas de huevo, perejil y una generosa proporción de queso parmesano recién rallado.
6. Echar la grasa de tocino por arriba y ser útil instantáneamente.

Día 4

Desayuno: Especial de Latte.

- 2 cda. (25 g) aceite de coco
- 1 cucharada mix de especias para torta de calabaza o jengibre en polvo
- 2 huevos
- 350 ml agua hirviendo
- 1 migaja extracto de vainilla
  Combinar y beber instantáneamente

Almuerzo: Ensalada.

- 110 g rúcula
- 225 g queso de cabra
- 225 g tocino
- 2 aguacates
- 125 ml aceite de oliva
- 125 ml (125 g) mayonesa
- 2 cda. crema para batir 110 g (250 ml) nueces Mezcla todo y sirve

Cena: Pizza.

Puedes comer alguna pizza ocasionalmente.

Día 5

Desayuno: Revoltijo.

Haz algún omelet y añade lo que más te agrade.

Almuerzo: Salmón ahumado.

- ½ lima (opcional)
- 60 g brotes de espinaca
- 1 cda. aceite de oliva
- 325 g salmón ahumado
- 225 ml (200 g) mayonesa
- sal y pimienta

Poner el salmón, las espinacas, una rodaja de lima y una aceptable cucharada de mayonesa en un plato.

Rociar con aceite de oliva por arriba de las espinacas y salpimentar.

Cena: Tortillas carne molida.

Date un capricho con una rica tortilla rellena de carne y queso.

Día 6

Desayuno: Omelet de de tocino.

- 75 g mantequilla
- 50 g espinacas frescas
- 4 huevos
- 1 cda. cebollino fresco finamente picado (opcional)
- 150 g tocino cortado en cubitos
- sal y pimienta

Instrucciones:

1. Precalentar el horno a 200 °C (400 °F). Engrasar una asadera de tamaño individual con mantequilla.
2. Freír el tocino y las espinacas en la mantequilla que sobra.
3. Batir los huevos hasta que queden espumosos. Combinar las espinacas y el tocino, incluida la grasa sobrante de freír.
4. Agregar el cebollino bien picado. Salpimentar al gusto.
5. Verter la mezcla de huevo a una o numerosas asaderas y hornear a lo largo de 20 minutos o hasta que se dore.

Almuerzo: Quesadillas de coco.

- 170 g (175 ml) queso crema
- 1 cda. (8 g) harina de coco
- ½ cucharada sal
- 1½ cucharada (4 g) cáscaras de psilio en polvo

- 2 huevos
- 2 visibles de huevo

Bate todo en un bowl, añade sal y pimienta al gusto y después hornea por unos minutos.

Es importante hacer esto ya que dependiendo del movimiento que se le aplique al huevo las quesadillas quedarán más o menos esponjosas. Por eso se recomienda hacerlo con bastante energía, fuerza y constantemente hasta que se obtenga el resultado deseado.

Cena: Algún ensalada.

Día 7

Desayuno: Panqueques.

¡Sí, puedes desayunar crepes o panquecas cuando quieras!

Almuerzo: Especial italiano.

- 10 aceitunas verdes
- sal y pimienta
- 2 tomates
- 75 ml aceite de oliva
- 200 g (425 ml) queso mozzarella fresco
- 200 g jamón curado, en lonchas

Mezcla y come.

Cena: ¡Un vaso de leche o un té natural no podría estar mal!

Día 8

Desayuno: Sándwich sin pan.

- sal y pimienta
- 4 huevos
- 30 g jamón
- 2 cda. mantequilla
- 4 huevos
- 50 g queso cheddar

Instrucciones:

1. Agregar mantequilla a una sartén grande y ponerla a fuego medio. Agregar los huevos y freírlos sutilmente por los dos lados. Salpimentar al gusto.
2. Utilizar un huevo frito como base para cada "sándwich". Ubicar el jamón/pastrami/fiambres apilados y después agregar el queso. Contemplar cada montón con un huevo frito. Dejar en la sartén con el fuego despacio si deseas que se derrita el queso.

Almuerzo: Ensalada de atún.

- Mayonesa al gusto
- 1 lata de atun en aceite
- 4 huevos cocidos
- Sal y pimienta

Mezcla todos los elementos y come.

Cena: Cereal integral con leche

Día 9

Desayuno: Café especial.

- 1 cda. (15 g) aceite de coco
- 1 cda. mantequilla sin sal
- 240 ml café ardiente, recién hecho

Unir todos los elementos en una licuadora. Licuar hasta que quede despacio y espumoso.

Almuerzo: Carne asada y queso.

- 50 g lechuga
- 2 cda. aceite de oliva
- 150 g queso cheddar
- sal y pimienta negra molida
- 1 aguacate
- 6 rábanos
- 1 cebolleta
- 200 g carne de res asada estilo fiambre
- 125 ml (125 g) mayonesa
- 1 cda. mostaza de Dijon

Instrucciones:

1. Ubicar la carne asada, el queso, el aguacate y los rábanos en un plato.

2. Agregar cebolla rodaja y una aceptable dosis de mayonesa.
3. Ser útil con lechuga y aceite de oliva.

Cena: Salmón con brócoli y queso.

- 650 g salmón
- sal y pimienta
- 450 g brócoli
- 75 g mantequilla
- 150 g queso cheddar, rallado

Instrucciones:

1. Cortar el brócoli en chicos cogollos y dejarlos hervir a fuego retardado en agua sutilmente salada en el transcurso de un par de minutos. Asegurarse de que el brócoli mantiene su textura masticable y su color especial.
2. Chorrear el brócoli y desechar el agua hirviendo. Reservar sin contemplar en el transcurso de un minuto o dos para aceptar que el vapor se evapore.
3. Ubicar el brócoli escurrido en un plato para hornear bien engrasado. Agregar mantequilla y pimienta al gusto.
4. Espolvorear el queso encima del brócoli y hornear 15-20 minutos o hasta que el queso adquiera un color oro.
5. Hasta entonces, salpimentar el salmón y freír en abundante mantequilla, unos minutos por cada lado. La lima se puede freír en la misma sartén o servirse cruda. Este paso además se puede llevar a cabo en una parrilla al aire libre.

Día 10

Desayuno: Golosina de coco.

- 4 cda. crema de coco
- 1 migaja (150 mg) cáscaras de psilio en polvo
- 1 migaja sal
- 1 huevo batido
- 1 cda. (8 g) harina de coco
- 30 g mantequilla o aceite de coco

Instrucciones:

1. En un tazón reducido unir el huevo, la harina de coco, la cáscara de psilio en polvo y la sal.
2. Derretir la mantequilla y la crema de coco a fuego retardado. Agregar a la mezcla de huevo batiendo lentamente hasta hallar una textura cremosa y densa.
3. Servir con leche o crema de coco. Poner por arriba algunas bayas frescas o congeladas y, ¡a disfrutar!

Almuerzo: Camarones y alcachofas.

- 6 tomates secos
- 125 ml (125 g) mayonesa
- 300 g camarones pelados y cocidos
- 400 g alcachofas en lata
- 40 g brotes de espinaca

- 4 huevos
- 4 cda. aceite de oliva
- sal y pimienta

Instrucciones:

1. Empezar cocinando los huevos. Incorporarlos con precaución a agua hirviendo y cocerlos 4-8 minutos en relación de si te agradan los pasados por agua o duros.
2. Enfriar los huevos en agua muy fría a lo largo de 1-2 minutos en el momento en que estén hechos; de esta forma va a ser más simple pelarlos.
3. Colocar los huevos, los camarones, las alcachofas, la mayonesa, los tomates secos y las espinacas en un plato.
4. Echar aceita de oliva por arriba de las espinacas. Salpimentar al gusto y ser útil.

Cena: ¡Tú escoges que cenar!

Día 11

Desayuno: Torta de huevo.

- 75 g queso rallado
- 150 g chorizo secado con aire o salami o tocino cocido
- 8 huevos
- 1 cebolleta, finamente picada
- 1 cda. pesto rojo o pesto verde (opcional)
- sal y pimienta negra molida

Instrucciones:

1. Precalentar el horno a 175°C (350°F).
2. Picar las cebolletas y la carne finamente.
3. Batir los huevos adjuntado con los condimentos y el pesto. Agregar el queso y combinar.
4. Poner la masa en moldes para muffins y agregar tocino, chorizo o salami.
5. Hornear a lo largo de 15-20 minutos, en relación del tamaño del molde.

Almuerzo: Ensalada.

- Mayonesa al gusto
- 4 huevos cocidos
- 1 lata de atun en aceite
- Sal y pimienta

Mezcla todos los elementos y come.

Cena: Vaso de leche entera.

Día 12

Desayuno: Huevos cocidos con mayonesa.

Almuerzo: Tortillas con carne molida.

Date un capricho con una rica tortilla con 4 huevos rellena de carne y queso de tu prioridad.

Cena: ¡Hoy es día de la pizza que quieras!

Día 13

Desayuno: El tradicional tocino con huevo.

- tomatito cherry (opcional)
- 8 huevos
- 150 g tocino, en lonchas
- perejil fresco (opcional)

Instrucciones:

1. Freír el tocino hasta que esté crocante. Reservarlo a un lado en un plato.
2. Freír los huevos en la grasa del tocino de la forma que te agrade. Cortar los tomatitos cherry en el medio y freírlos simultáneamente.

Almuerzo: Aguacates rellenos.

- 175 ml crema fría o mayonesa
- sal y pimienta
- 175 g salmón ahumado
- 2 cda. jugo de limón (opcional)

Instrucciones:

1. Partir los aguacates en el medio y sacar el hueso.
2. Poner una cucharada de crema fría en el hueco del aguacate y agregar salmón ahumado encima.

3. Sazonar al gusto con sal y rociar con jugo de limón para ofrecerle más gusto (y evadir que el aguacate adquiera un color marrón).

Cena: A lo mejor hoy sea un óptimo día para no cenar o sólo tomarnos un té ardiente.

Día 14

Desayuno: Omelet de huevos con jamón y queso.

Almuerzo: Espárragos envueltos.

- ¼ cucharada pimienta negra molida
- 2 cda. aceite de oliva
- 12 espárragos verdes
- 50 g jamón curado, en lonchas finas
- 150 g queso de cabra

Instrucciones:

1. Precalentar el horno a 225 °C (450 °F), preferentemente con la parrilla prendida.
2. Lavar y cortar los espárragos.
3. Cortar el queso en 12 lonchas y luego, dividir cada loncha en dos.
4. Cortar las lonchas en dos trozos a lo extenso y envolver un espárrago en un pedazo del jamón curado y dos trozos del queso.
5. Colocarlos en un envase para hornear, sazonar con pimienta y rociar con aceite de oliva.
6. Hornear a lo largo de 15 minutos hasta que estén dorados.

Cena: Puedes cenar alguna galleta integral.

Día 15

Desayuno: 2 Huevos fritos con mantequilla y tocino + 1/2 taza de frambuesas.

Almuerzo: 2 bistecks de Carne con salsa 4 quesos, acompañado de espárragos con tiras de pimentón salteados en aceite de oliva.

Cena: 1 yogur natural con 1 cda. de semillas de chía

Día 16

Desayuno: Café con mantequilla y aceite de coco

Almuerzo: Salmón a la parrilla con mostaza + ensalada verde de rúcula y pepino acompañada de un aderezo de mayonesa con ajo y 1 cda. de aceite de oliva.

Cena: 6 Fresas picadas en trozos con crema de leche + una cucharada de semillas de chía.

Día 17

Desayuno: Tortilla con trozos de jamón + 2 rebanadas de aguacate.

Almuerzo: Muslos de pollo con piel en salsa blanca (preparada con crema de leche) + Ensalada de coliflor con cebolla sofrita en aceite de oliva o aceite de coco.

Cena: Batido de aguacate con semillas de chía.

Día 18

Desayuno: Té sin azúcar y huevos con tocino.

Almuerzo: Atún con una taza de arroz.

Cena: Aguacates asados con mozzarella.

Día 19

Desayuno: 3 huevos hervidos con 1 aguacate.

Almuerzo: Berenjena asada en finas tiras con atún enlatado.

Cena: Té natural.

Día 20

Desayuno: Huevos con champiñones.

Almuerzo: Sopa de pollo.

- ¼ cdta. pimienta negra molida
- 2 litros caldo de pollo
- 1 zanahoria, de tamaño medio
- 2 dientes de ajo, picados
- 1½ pollos a la brasa, desmenuzado
- 475 ml repollo verde
- 2 cda. cebolla deshidratada picada
- 2 cdta. perejil seco
- 110 g mantequilla
- 2 ramas de apio
- 175 g champiñones, en rodajas
- 1 cdta. Sal

Instrucciones:

1. Derretir la mantequilla en una olla grande.
2. Cortar los ramos de apio y los champiñones en trozos más pequeños.
3. Añadir la cebolla seca, el apio, los champiñones y el ajo en la olla y cocinar de tres a cuatro minutos.

4. Añadir el caldo, la zanahoria, el perejil, la sal y la pimienta. Cocinar a fuego lento hasta que las verduras estén tiernas.
5. Añadir el pollo y el repollo cocidos. Cocinar a fuego lento de 8 a 12 minutos más hasta que los "tallarines" de repollo estén tiernos.

Cena: Pizza de tu preferencia.

Día 21

Desayuno: Tortilla rápida con hierbas frescas.

Almuerzo: Ensalada de aguacate, tocino y queso.

- 110 g (250 ml) nueces
- 225 g tocino
- 2 cda. crema para batir
- 225 g queso de cabra
- 125 ml (125 g) mayonesa
- 125 ml aceite de oliva
- 2 aguacates
- 110 g rúcula

Mezcla todo y sirve.

Cena: Cereal integral con leche.

Capítulo 09 - Recetas de comida

PASTELITOS DE QUESO

- Queso fresco batido desnatado 150 g
- Arándanos frescos
- Fresa o fresón
- Edulcorante en polvo (apto para cocción) 5 g
- Esencia de vainilla 3 ml
- Yogur natural sin azúcar agregado 125 g
- Huevos 2
- Claras de huevo 1
- Ralladura de naranja

1. Para realizar estos sabrosos pastelitos de queso sin azúcar sólo debemos tener un bol o envase profundo donde vamos a mezclar el queso fresco batido, el yogur natural sin azúcares agregados y sin gusto, adjuntado con los huevos y la clara de huevo, de esta forma como los saborizantes.
2. Yo usé sólo una cucharada chica chiquita de esencia de vainilla, 5 gramos o sobres chicos de endulzante en polvo apto para cocción y la ralladura de media naranja.
3. Combinamos realmente bien hasta juntar todos los elementos y conformar una elaboración densa pero no consistente.
4. En moldes particulares antiadherentes o pincelados con aceite común ubicamos la elaboración y llevamos a horno moderado (180°C aproximadamente) por 20 minutos. Pasado este tiempo apagamos el fuego y dejamos enfriar dentro del horno.
5. Desmoldamos con precaución asistiéndonos de una espátula y servimos con frutas frescas numerosas, se tienen la posibilidad de utilizar arándanos y fresas pero puede ser alguna otra.

HUEVOS CON JAMÓN SERRANO

- Cebolla
- 50 g
- Sal
- Pimienta negra molida
- 2 huevos
- Jamón serrano lonchas
- Queso Mozzarella
- 50 g
- Perejil fresco

1. Para la elaboración de esta receta vas a necesitar, además de todos los elementos, de unos chicos moldes para muffins o cupcakes. En lo personal uso unos desechables de aluminio que me parecen muy prácticos, pero puedes utilizar algún otro tipo de molde.
2. Engrasamos con mantequilla cada molde y enrollamos una rodaja de jamón en cada uno. Picamos la cebolla, unas cuantas ramas de perejil y el queso mozzarella. Batimos los huevos en un envase y les añadimos la cebolla, el perejil y el queso. Le echamos sal y pimienta al gusto.
3. Rellenamos cada molde con esta mezcla de tal forma que llegue hasta el tope del molde y lo llene totalmente. Por último ubicamos los moldes en el horno ardiente a 180ºC por unos 25 minutos. Una vez completados retiramos del horno y servimos en el instante.

PIZZA

Déjennos presentarles: Esta simple receta es una buenísima forma de gozar una pizza sin los hidratos de carbono. Tiene todo lo importante: pepperoni, queso y salsa de tomate. ¡Deliciosa!

Base

- Cobertura
- 40 g pepperoni
- Aceitunas
- 4 huevos
- 175 g queso rallado, preferentemente mozzarella o provolone
- 3 cda. concentrado de tomate no endulzado
- 1 cucharada orégano seco
- 150 g queso rallado
- 50 g verduras de hoja verde
- 4 cda. aceite de oliva
- sal marina y pimienta negra molida

1. Precalentar el horno a 200 °C (400 °F).
2. Empezar realizando la masa. Integrar dos huevos a un tazón mediano y agregar el queso rallado. Eliminar bien para que se mezclen.
3. Usar una espátula para prolongar el queso y los huevos revueltos en una bandeja de horno forrada con papel de horno. Puedes conformar dos círculos o sencillamente llevar a cabo una pizza grande con apariencia de rectángulo. Hornear 15 minutos hasta que la masa esté dorada. Sacar del horno y dejar que baje su temperatura uno o dos minutos.
4. Subir la temperatura del horno a 225 °C (450 °F).
5. Untar el concentrado de tomate sobre la base y espolvorear orégano por arriba. Agregar el queso y coronar con el pepperoni y las aceitunas.

6. Hornear a lo largo de otros 5-10 minutos más o hasta que la pizza se dore.
7. Servir con una ensalada fría.

PLATO DE POLLO

¿Este plato es una comida keto ardiente y sustanciosa o es una ensalada fría? La respuesta: ¡las dos! Además ligero, completamente sabroso y tiene todos los sabores familiares de la cocina mexicana.

- 75 g mantequilla
- 150 g tomatitos cherry
- 4 cda. (4 g) cilantro fresco
- sal y pimienta negra molida
- 225 ml crema agria (opcional)
- 1 cebolla amarilla
- 1 pimentón verde
- 2 cda. mix de especias tex mex
- 650 g muslos de pollo deshuesados
- 275 g lechuga romana
- 150 g queso mexicano
- 2 aguacates

1. Preparar las guarniciones. Picar la lechuga, los tomates y los aguacates. Reservar.
2. Cortar la cebolla y el pimentón en rebanadas muy finas.
3. Con otro cuchillo y tabla de cortar diferentes, cortar el pollo en trozos delgados.
4. Freír el pollo en mantequilla en una sartén grande a fuego medio-alto. Salpimentar a gusto. Cuando el pollo esté hecho del todo, agregar la cebolla, el pimentón y la mezcla de especias Tex-Mex.
5. Bajar el fuego y continuar friendo la mezcla mientras la revuelves en el transcurso de un par de minutos, hasta que el pollo esté cocinado totalmente y las verduras estén un poco suaves.
6. Poner la lechuga en un bol y agregar el pollo, la cebolla y el pimentón. Poner el queso rallado, el aguacate y el tomate picado encima y coronar con el cilantro fresco y a lo mejor una cucharada de crema agria.

CAZUELA MEXICANA

Sustanciosa y picante, como siempre la anhelas. Llena de la tradicional calidad Tex Mex —menos los carbohidratos— esta simple olla keto satisfarán todos tus antojos. ¡Y despídete del guacamole de tienda y los condimentos de taco envasados! Llevar a cabo el tuyo propio es fácil, saludable y exquisito.

- 50 g jalapeños en vinagre
- 700 g carne molida de res
- 200 g tomates picados en lata
- 200 g queso rallado, entre otras cosas Monterey Jack
- 240 ml crema fría o crema agria
- 225 ml guacamole, para ser útil (opcional)
- 1 cebolleta, finamente picadas
- 50 g mantequilla
- Prepara tu propio condimento para tacos

1. 2 cucharada ají en polvo
2. 2 cucharada pimentón español
3. 1 cucharada comino molido
4. 1 - 2 cucharada cebolla molida o ajo en polvo
5. 1 migaja pimienta cayena
6. 1 cucharada sal (opcional)
7. Precalentar el horno a 200 °C (400 °F).
8. Freír la carne molida en mantequilla, hasta que esté llevada a cabo y por el momento no esté rosada. Agregar el condimento para tacos y los tomates.

9. Colocar la mezcla de carne molida en una asadera. Contemplar con jalapeños y queso. Hornear en la rejilla superior del horno a lo largo de 15-20 minutos.
10. Picar la cebolleta finamente y combinar con la crema fría o crema agria.
11. Servir con crema agria, guacamole y una ensalada verde.

PASTEL DE CARNE

Alegra el día a todo el planeta con esta obra maestra keto. El pastel de carne puede parecer cosa del pasado, pero llegó el instante de redescubrir su espectacular gusto. Tus comensales quedarán contentos.

- 4 cda. (30 g) harina de coco
- 1 cda. (8 g) cáscaras de psilio en polvo
- 1 huevo
- 4 cda. agua
- Masa
- 175 ml (100 g) almendra molida
- 4 cda. (35 g) semillas de sésamo
- 1 cucharada bicarbonato de sodio
- 1 migaja sal
- 3 cda. aceite de oliva o aceite de coco

Cobertura

- 225 g (250 ml) requesón
- 200 g queso rallado

Relleno

- 125 ml agua
- ½ cebolla amarilla bien picadas
- 550 g carne molida de res o carne de cordero molida
- 1 cda. orégano seco o albahaca seca
- 1 diente de ajo bien picado
- 2 cda. mantequilla o aceite de oliva
- sal y pimienta
- 4 cda. concentrado de tomate o salsa ajvar

1. Precalentar el horno a 175 °C (350 °F).

2. Freír la cebolla y el ajo en mantequilla o aceite de oliva a fuego medio a lo largo de unos minutos, hasta que la cebolla esté despacio. Agregar la carne molida de res y continuar friendo. Agregar orégano o albahaca. Salpimentar al gusto.
3. Añadir pasta de tomate o salsa ajvar. Agregar agua. Achicar el fuego y dejar hervir a fuego retardado a lo largo de por lo menos 20 minutos. Mientras la carne se cuece, elaborar la masa.
4. Combinar todos los elementos de la masa en un procesador de comestibles a lo largo de algunos minutos, hasta que la masa se convierta en una bola. Si no tienes un procesador de comestibles, puedes llevarlo a cabo a mano con un tenedor.
5. Colocar un trozo redondo de papel de horno en un molde desmontable o en un molde hondo para horno —de 23-25 cm (9-10 pulgadas) de diámetro— para que sea simple sacar el pastel cuando esté hecho. Prolongar la masa en el molde hasta los bordes utilizando una espátula o los dedos bien engrasados. Cuando la masa tenga la forma del molde, pinchar la parte de abajo de la masa con un tenedor.
6. Prehornear la masa a lo largo de 10-15 minutos. Sacar del horno y ubicar la carne dentro la masa. Combinar el requesón y el queso rallado y prolongar en una cubierta por arriba del pastel.
7. Hornear en la rejilla inferior a lo largo de 30-40 o hasta que el pastel tome un color oro.

AREPA REINA

Cuando hablamos de la cocina venezolana, la arepa, y fundamentalmente la reina pepiada, son posiblemente los platos más populares. Y en este momento, con esta edición Keto, no tienes que vivir una vida triste sin arepas.

Arepas

- 75 g (150 ml) almendra molida
- 4 cucharada (20 g) aceite de coco (más plus para engrasar la sartén y las manos)
- 1 huevo mediano(s)
- 4 cda. (50 g) queso crema
- 4 cda. (30 g) harina de semillas de chía
- ½ cucharada sal

Relleno

- 60 ml (4 g) hojas cilantro fresco picadas
- 1 cda. jugo de limón
- 4 cda. (50 g) mayonesa de aceite de aguacate
- 1 jalapeño fresco, limpio de semillas, picado
- 1 cucharada sal, o al gusto
- 30 g cebollas rojas picadas
- 150 g pechugas de pollo rostizado deshebradas
- 200 g aguacates picados, pelados y majados
- 60 g pimientos rojos picados

1. Combinar el queso crema, chia, harina de almendra, aceite de coco, huevo y sal y revolver con una espátula hasta que sea aceptable mezclado (requiere algo de trabajo). Dejar descansar tapado a lo largo de 5 minutos.
2. Engrasar sutilmente una sartén grande antiadherente con una chiquita proporción de aceite.

3. Depositar la masa en la sartén dividida en montoncitos (la masa va a estar húmeda y un poquito pegajosa).
4. Engrasar tus manos y aplastar sutilmente y ofrecer forma a la masa para llevar a cabo discos, de precisamente de espesor 1 cm [3/16"] (uno por persona).
5. Calentar la sartén a fuego muy bajo, lo más reducido que logre lograr tu estufa. Cocer tapado hasta que la parte de abajo de los discos sea de color oro claro (7-9 minutos), voltear y cocer el otro lado de la misma forma.
6. Retirar las arepas de la sartén y dejarlas descansar por un minuto.
7. El relleno
8. Mientras se cocina la arepa, elaborar el relleno mezclando pollo, aguacate, limonada, mayonesa, cebolla, cilantro, pimiento y jalapeño. Sazonar con sal al gusto.

PASTICHO DE BERENJENAS

Inspirado en un preferido del Caribe español, este sabroso plato de berenjenas y carne de res pone otra vez la "lasaña" en el menú keto.

- 1 cucharada pimienta negra molida, o al gusto, cantidad dividida
- 120 g (250 ml) queso mozzarella rallado
- 1 cda. perejil fresco picado
- 2 dientes de ajo enormes picados
- 1 cebolla blanca chiquita picada
- 225 ml aceite de oliva, cantidad dividida
- 500 g berenjenas
- 250 g queso ricotta
- 680 g carne molida de res
- 3 cucharada sal, o al gusto, cantidad dividida
- 240 g (325 ml) tomates picados

1. Sazonar la carne de res con una cucharada chica de sal y media cucharada chica de pimienta.
2. En una sartén grande calentar un chorrito del aceite a fuego medio. Añadir la carne, y cocer quitando hasta que todo el líquido evapore y la carne dore un poco, cortando con la cuchara algún grumo grande.
3. Una vez la carne haya dorado, añadir el ajo y la cebolla. Cocer quitando hasta que la cebolla comience a tornarse translúcida.
4. Agregar el tomate y eliminar. Bajar el fuego y cocer tapado hasta que los tomates estén blandos y la carne esté jugosa pero sin exceso de líquido (unos 15 minutos).
5. Probar y sazonar con sal y pimienta si te se ve primordial. Reservar.
6. Mientras la carne se cuece, pelar la berenjena y cortar en rodajas finas (6 mm [¼"]). Colorear con un poquito de aceite cada rodaja.
7. Calentar una sartén grande a fuego medio-alto. Ubicar las berenjenas en la sartén (no las apiles), cocer hasta que doren un poco y voltear para dorar el otro lado. Reiterar con todas las rodajas y reservar.

8. Mezclar el requesón y media mozzarella. Sazonar con una cucharada chica de sal.
9. Verter un chorrito del aceite en un molde para hornear lasaña de vidrio o cerámica (23 x 18 x 2 cm [9" x 7" x 2"]) y untar todo el fondo.
10. Colocar la mitad de las rodajas de berenjenas en el molde formando una cubierta pareja.
11. Verter la mezcla de requesón y mozzarella y conformar una cubierta pareja, seguido por la carne de res, presionando para que quede parejo.
12. Encima llevar a cabo otra cubierta de berenjena, y después agregar el queso mozzarella que sobra.
13. Hornear a 165 °C (375 °F) por 20 minutos, o hasta que la mozzarella esté derretida y un poco dorada.
14. Retirar del horno y ser útil adornada con el perejil.

POLLO ASADO

Este pollo frito con un tradicional y colorido trío de verduras no únicamente se prepara en un santiamén, además es muy satisfactorio.

- 225 g champiñones
- 120 ml aceite de oliva
- 1 cucharada romero seco
- 450 g coles de Bruselas
- 30 g mantequilla, para freír
- 120 g mantequilla con hierbas, para servir
- 225 g tomatitos cherry
- 1 cucharada sal marina
- ½ cucharada pimienta negra molida
- Pollo frito
- 4 pechugas de pollo

1. Precalentar el horno a 200 °C (400 °F). Ubicar las verduras enteras en una asadera.
2. Añadir sal, pimienta y romero. Echar aceite de oliva por arriba y revolver para que se revuelva con las verduras de forma traje.
3. Hornear a lo largo de 20 minutos o hasta que las verduras estén delicadamente caramelizadas.
4. Mientras tanto, freír el pollo en aceite de oliva o mantequilla y salpimentar. Cocinar hasta que un termómetro de carne insertado en la parte más importante muestre 74 °C (165 °F).

Capítulo 10 - Preguntas más frecuentes sobre la dieta cetogénica

¿Cómo reaccionaría mi cuerpo a la dieta cetogénica si la comenzara hoy?

Si es la dieta Keto tradicional, la edición más extrema, entonces frecuentemente lo que va a pasar si comienzas la dieta súbitamente es que la gente empieza a producir cuerpos cetogénicos inmediatamente. Generalmente, el cuerpo no está habituados a eso, por lo cual puede provocar náuseas y vómitos. Hay un término que conozco en las comunidades, que se denomina la gripe ceto, y esa es la vivencia de ingresar a cetosis bastante rápido; además puede provocar supresión del apetito y también letargo.

¿Hay alguna clase de persona específica que deba evadir esta dieta?

Sí, hay algunos trastornos metabólicos en los que la dieta está completamente contraindicada porque puede empeorar esas condiciones; entre otras cosas, en pacientes con diabetes tipo 1 y tipo 2, estas no son contraindicaciones absolutas, pero finalmente tienen que comentar con su endocrinólogo y hacerle entender que planean llevar a cabo una dieta cetogénica porque es

increíblemente baja en hidratos de carbono y, si están usando insulina u otros medicamentos para vigilar su diabetes, es muy posible que deban ajustarlos.

¿Cuál piensa que sería la condición ideal de la persona que empieza la dieta keto?

¿Es más simple para la gente que viven vidas atléticas más correctas para eso? Pienso que la condición perfecto para algún tolerante es que sea monitoreado por un médico y un dietista familiarizado con la dieta cetogénica. La gente que práctica deporte con mucha continuidad tienen que empezar la dieta gradualmente porque su cuerpo requiere ajustarse al uso de la grasa como fuente primordial de combustible.

¿Cuál dieta es más sostenible como estilo de vida: la dieta atkins modificada o la dieta keto tradicional?

La dieta modificada de Atkins. Lo utilizamos en mayores en vez de la dieta Keto tradicional porque es menos extrema en lo relacionado al consumo de grasas. El tolerante tiende a ser con la capacidad de tolerarla mejor, aunque no hubo varios estudios que comparen de manera directa ámbas dietas. Cuando escucho a la gente comentar sobre una dieta cetogénica y me dan los datos de lo que están realizando es comunmente la dieta Atkins modificada, aunque cualquier clase de dieta que realice eso es practicamente una dieta cetogénica.

El criterio con la dieta Atkins modificada es que no estamos hablando de utilizar proporciones, lo que hacemos es apuntar una alguna proporción de gramos de hidratos de carbono por día.

¿Puede un individuo aguardar resultados consecutivos si escoge continuar esta dieta?

Entre los resultados consecutivos inmediatos que se tienen la posibilidad de ver están las náuseas, vómitos, letargo y supresión del apetito. Los resultados consecutivos a la larga que se tienen la posibilidad de ver si se está en esta dieta a lo largo de ciclos extendidos de tiempo tienen dentro piedras en los riñones, pérdida ósea crónica, por lo cual inclusive si un tolerante no posee antecedentes de osteopenia u osteoporosis, sí puede desarrollar esas condiciones con una dieta cetogénica, fundamentalmente si no están utilizando suplementos de calcio o vitamina D.

Alteración en la estructura de la sangre

Como producto de los cambios en el consumo dietético y los mecanismos de amoldación del cuerpo para llevar a cabo frente a la ingesta achicada de hidratos de carbono, existen varios cambios en la estructura sanguínea de la gente que siguen la dieta cetogénica.

En especial, los escenarios de lípidos y colesterol en la sangre son frecuentemente más altos de lo que se considera habitual. Más del 60% de los pacientes tienen escenarios superiores de lípidos y más del 30% tienen escenarios altos de colesterol.

Si estos cambios son profundos y existe alguna preocupación sobre la salud del pequeño, se tienen la posibilidad de hacer rápidos cambios en la dieta del tolerante individual. Entre otras cosas, las fuentes de grasas saturadas tienen la posibilidad de sustituirse por grasas poliinsaturadas. En algunas ocasiones, puede ser primordial achicar la proporción cetogénica y achicar la proporción de grasas a hidratos de carbono y proteínas en la dieta.

Efectos a extenso plazo

Cuando la dieta cetogénica se sigue en pié por largos ciclos de tiempo, hay otros efectos adversos que se vuelven más evidentes y tienen un más grande encontronazo en los individuos.

Los cálculos renales, además populares como nefrolitiasis, son una confusión habitual para los jóvenes que siguen la dieta, con precisamente el 5% de los pacientes que sufren la dolencia. No obstante, es tratable y las sugerencias recientes proponen que la dieta debe seguir. Se estima que la formación de cálculos renales está relacionada con la hipocitraturia y la hipercalciuria, cuando la acidosis provoca que el hueso se desmineralice. Además, un pH bajo en la orina puede beneficiar la formación de cristales y, ocasionalmente, cálculos renales.

Preguntas más frecuentes

¿Cuál es la definición de cuerpos cetónicos y es verdad que "envenenan" el cuerpo?

Los cuerpos cetónicos son los compuestos que se consiguen de la oxidación de las grasas para conseguir la energía que se requiere para dar de comer a nuestro entendimiento y músculos etc, frente a la sepa de glucosa en sangre. Esto se denomina cetosis.

La cetosis se produce en ocasiones anómalos donde la proporción de glucosa en sangre es baja. Hay que entender que cada los cuerpos entran en cetosis en diferentes instante, es dependiente de cada individuo. Hay personas que les transporta más o menos tiempo en crear una aceptable cantidad.

Cuando la proporción de cuerpos cetónicos es bastante tenemos la posibilidad de tener algunos indicios como fatiga, problema realmente grave, náuseas, vómitos, cansancio, etc.

¿Es cierto que cambia el gusto de tu saliva? ¿Por qué?

Los cuerpos cetónicos desarrollan un aliento frutal producto de la formación de cetonas en el organismo a partir de las grasas.

¿Tiene "efecto rebote" la dieta cetogénica?

La dieta cetogénica es un tipo de nutrición que limita el consumo de numerosos comestibles. En la mayoría de los casos las dietas muy restrictivas acaban por crear atracones.

Antes de viajar en una dieta o plan de disminución del peso hay que averiguar con su médico o nutricionista para elegir por configuraciones saludables y adaptadas a sus requerimientos. De esta forma se impide tener inconvenientes de salud y conseguir superiores resultados a la larga.

¿Qué significa comer grasas?

El hombre requiere consumir grasas, puesto que estas son un ingrediente primordial para nuestro cuerpo. Desempeñas funcionalidades muy indispensables como la constitución de partes esenciales de las membranas celulares, hormonas y Ac biliares. Son vehiculizantes de vitaminas liposolubles como la A, D, E y K. Además forman el primordial material de reserva de energía, aportan 9kcal por gramo.

Hay varios comestibles que nos aportan grasas como los aceites, semillas, frutos secos, pescados grasos, carnes, lácteos, productos panificados, productos industrializados, etc.

Lo que debemos priorizar es una ingesta correcta a nuestro requerimiento y que predomine el consumo de grasa saludable para evadir probables anomalías de la salud, entre ellas el sobrepeso y u obesidad.

¿Por qué entonces las grasas están asociadas a engordar?

Es verdad que las grasas acostumbran tener mala popularidad pero la realidad es que son macronutrientes necesarios en nuestra nutrición puesto que nos aportan algunos ácidos grasos fundamentales (W3 y W6) que nuestro cuerpo no sintetiza y benefician la absorción de vitaminas liposolubles (A,D,E,K) de los comestibles que ingerimos.

¿Nos preocupamos al no saber cuál grasa es buena y cual es mala?

El único factor realmente importante al comer grasa es detectar con precisión la calidad de las mismas que se ingieren para no perjudicar nuestra salud. Es un hecho más que comprobado que debemos aumentar el consumo de las más saludables como semillas, frutos secos o palta. Ahora cuando hablamos de comer demasiada cantidad de alimentos y también productos que sean procesados o industrializados tienen la posibilidad de llegar a perjudicar nuestra salud. Es más que cierto que debemos ser conscientes de lo que comemos y equilibrar todas las porciones.

¿Tiene peligros llevar a cabo la dieta cetogénica? ¿Cuáles?

En esta clase de dietas al limitar el consumo de hidratos de carbono que vienen de las verduras, frutas y prohibir el consumo de cereales y legumbres, no garantiza un aporte correcto de fibra, vitaminas y minerales, logrando existir escasez de vit A, B5,B9,C,E y K y minerales como potasio, magnesio, selenio, silicio, níquel, cromo, molibdeno, zinc entre muchos otros.

No confundir la cetosis con la cetoacidosis

Debemos acarar un punto muy importante: más allá de que la cetosis en un estado natural gracias a la forma en que mejoró nuestro cuerpo para lidiar con la energía guardada de los comestibles para los tiempos de escases, hasta hoy varios le tienen miedo, primordialmente porque la confunden con la cetoacidosis.

La cetoacidosis es un estado que el cuerpo puede lograr cuando gracias a la carencia de insulina, no puede derivar nada de energía de la glucosa y produce desmesurados escenarios de cetonas que, del mismo modo que la glucosa, en proporciones excesivas son dañinas para el organismo puesto que cambian el pH de la sangre haciéndola más ácida.

¿Comer tantas grasas es arriesgado para la salud?

La grasa es primordial para la salud porque apoya numerosas de las funcionalidades del cuerpo como la constitución de partes de las membranas celulares y hormonas, transporte de vitaminas liposolubles y además le suministra energía al cuerpo.

Hay "grasas buenas y malas", se prohíbe el consumo de aceites vegetales, como el espectacular (grasas trans), mientras las más equilibrados al calor son las saturadas como las que podemos encontrar en el aceite de coco, mantequillas.

Es sustancial indicar que el sistema requiere una aceptable proporción de ácidos grasos fundamentales, por lo cual debemos unir fuentes que aporten estos sustratos.

¿La keto supone pasar largos ciclos sin comer?

Más allá de que todos nos tenemos la posibilidad de favorecer de periodos de restricción de comestibles de forma facultativa, el llevar un estilo de vida "low carb" significa comer cuando tengamos la necesidad de llevarlo a cabo. La iniciativa es nutrirse y buscar composiciones ricas en proteínas y grasa de calidad, puesto que las dos son fundamentales y contribuyen a la sensación de saciedad.

Complementariamente, desarrollan advertencias hormonales y enzimáticas que aceptan producir altos escenarios de energía desde nuestras grasas almacenadas (triglicéridos).

¿La keto apoya el ayuno intermitente?

No es requisito combinar los ayunos con la dieta cetogénica, no obstante se utilizan para arrancar el estado de cetosis, reduciendo los escenarios de azúcar en la sangre, lo que puede impulsar o incrementar la cetosis.

¿La keto no me facilita comer diversos comestibles?

Facilita consumir una extensa selección de comestibles. Entre las proteínas podemos encontrar carnes rojas, aves, pescados grasos y huevos. En relación a las grasas, bienvenidos son los aceites de oliva de coco, aceitunas, frutos secos y semillas, palta y mayonesa (casera). Los lácteos considerados son cremas, quesos, yogurt sin azúcar y mantequillas. Y entre frutas y verduras si están permitidos el brócoli, coliflor, espinaca, coles, apio, cebolla, acelga, lechuga, pepino y tomate, además de arándanos, moras y frambuesas.

Capítulo 11 - Comienza un nuevo estilo de vida saludable y activo

Algo más complicadas de la dieta keto es solucionar comidas terminadas sin echar mano a cereales, legumbres, frutas y hortalizas comunes que tienen la posibilidad de romper con el estado de cetosis que es el que al fin y al cabo apoya la quema de grasas y el descenso de peso.

Por esto, dejamos ciertas ideas para todos los que buscan poner en ejercicio esta alternativa, así sea para bajar de peso o bien, para conseguir definición muscular.

La clave está en sustituir panes, cereales y legumbres por elecciones frente todo proteico, con grasas de calidad y reducido en hidratos como puede ser entre otras cosas, el huevo, quesos, pescados o aguacates.

En el menú de la dieta cetogénica para adelgazar, se tienen que remover todos los comestibles ricos en azúcares e hidratos de carbono como arroz, pasta, harina, pan y achocolatados, creciendo el consumo de comestibles fuentes de proteínas y grasas como carnes, huevos, semillas, aguacate y el aceite de oliva. En la situación de las frutas, que tienen dentro hidratos de carbono, hay que consumir de prioridad las fresas, arándanos, cerezas y moras, debido a que su contenido de hidratos de carbono es menor.

Esta clase de nutrición puede ser seguida a lo largo de 1 a 3 meses como más alto, y en la llamada dieta cetogénica cíclica es viable cambiar entre 5 días consecutivos de dieta y 2 días de nutrición con hidratos de carbono, facilitando el cumplimiento del menú además los últimos días de la semana.

La dieta cetogénica impulsa la disminución del peso porque provoca que el organismo genere energía desde las reservas de grasa del organismo, en vez de los hidratos de carbono que surgen de la nutrición.

¿Se puede estar en estado cetónico por tiempo prolongado?

Si te sientes bien y notas resultados, adelante. En lo personal se puede focalizar un estilo de nutrición muy limitada, y luego de algunas semanas empezar con mis tubérculos y frutas. Tampoco me agrada abusar de fuentes de grasa concentrada como nata o mantequilla. La cetosis es un estado metabólico habitual, pero además es habitual explotar los comestibles de cada estación. Luego del duro invierno llegaba la primavera.

¿Qué necesito para verdaderamente cambiar mi estilo de nutrición?

Para adelgazar se requiere algo más que el deseo de llevarlo a cabo. Es requisito comprometerse y tener un plan bien planeado. Esta es una guía paso por paso de lo que puede llevar a cabo para empezar.

PASO 1: COMPROMÉTASE.

Tomar la elección de adelgazar, cambiar de estilo de vida y volverse más saludable es un gran salto. Empiece sencillamente por llevar a cabo un deber con usted. A bastante gente se le posibilita poner su deber en un contrato por escrito. Este contrato puede integrar puntos como la proporción de peso que quiere perder, la fecha en que busca haberlo perdido, los cambios en la dieta que va a hacer para adoptar hábitos de nutrición saludables y un plan para llevar a cabo educación física de forma regular.

Además es servible poner las causas por los cuales quiere adelgazar. Tienen la posibilidad de ser que su familia tenga un historial de anomalías de la salud cardiacas o porque quiere ver casarse a sus hijos, o sencillamente porque quiere verse mejor en su ropa. Ponga a la visión estos fundamentos como un recordatorio periódico sobre sus fundamentos para cambiar.

PASO 2: UBIQUE SU SITUACIÓN.

Consulte con su proveedor de atención médica para que le evalúe el peso, la altura y los causantes de compromiso relacionados con el peso. Pida una cita de rastreo para monitorear los cambios en su peso u ocasiones similares con la salud.

Mantenga un "diario de alimentos" por algunos días, donde anote todo lo que come. Este periódico le facilita estar más consciente de lo que come y de cuándo lo realiza. Siendo consciente de esto puede evadir comer sin reflexionar.

Luego, analice su estilo de vida de hoy. Identifique los obstáculos que tienen la posibilidad de hacer más difícil sus esfuerzos para adelgazar. Entre otras cosas, ¿su horario de trabajo o sus viajes le previenen entrenar bastante educación física? ¿Tiende a consumir comestibles ricos en azúcares porque eso es lo que adquisición para sus jóvenes? ¿Sus camaradas de trabajo acostumbran traer para comunicar comestibles con muchas calorías, como donas? Piense en lo que puede llevar a cabo para sobrepasar estos retos.

Por último, piense en los puntos de su estilo de vida que tienen la posibilidad de asistirle a adelgazar. Entre otras cosas, ¿hay un sector cerca de su trabajo donde usted y sus camaradas tienen la posibilidad de llevar a cabo una caminata luego del almuerzo? ¿Existe un espacio en su red social, como la YMCA, con instalaciones deportivas para usted y servicios de guardería para sus hijos?

PASO 3: FIJE MISIONES REALISTAS.

Constituya algunas misiones a corto período y premie sus esfuerzos en todo el desarrollo. Si su misión a la larga es perder 40 libras y vigilar su hipertensión arterial, puede ponerse misiones de nutrición y educación física a corto período como empezar a tomar desayunos, caminar 15 minutos en las noches o comer ensalada o verduras para la cena.

Primeramente focalícese en un par de misiones o quizás 3 objetivos por vez. Aquí te dejo cuales son las que te recomiendo:

1. Concretas
2. Realistas
3. Comprensivas (no somos perfectos)

Entre otras cosas "hacer más ejercicio" no es una misión concreta. Pero si dice "voy a caminar 15 minutos, 3 días por semana en la primera semana", se está fijando una misión concreta y verdadera para la primera semana.

Recuerde, los cambios chicos día tras días llevan a la extendida a enormes resultados. Además acuérdese que las misiones realistas son misiones alcanzables. Al lograr todo el tiempo las misiones a corto período, usted se siente bien con su avance y animado para seguir. Fijarse misiones poco realistas, como perder 20 libras en 2 semanas, traen sentimientos de derrota y desilusión.

Ser verdadera además significa entender que probablemente halla retrocesos. Los retrocesos suceden cuando se sale del plan por algún fundamento, como cuando hay feriados, trabaja más horas o atraviesa por otro cambio en su historia. Cuando sufra un retroceso, intente reanudar su plan lo antes viable. Además dedique un tiempo para reflexionar qué haría diferente si enfrenta una circunstancia semejante, para evadir retrocesos.

Tenga presente que todas las gentes son distintas: lo que a unas les trabaja, a otras no. Aunque su vecino haya perdido peso con solo correr, no supone que correr sea la preferible alternativa para usted. Intente hacer ocupaciones físicas distintas que más goza y que son compatibles con su historia, como caminar, nadar, jugar al tenis o tomar clases de ejercicio grupales. Le va a ser más simple continuar llevando a cabo estas ocupaciones a la larga.

PASO 4: IDENTIFIQUE ELEMENTOS DE INFORMACIÓN Y ACOMPAÑAMIENTO.

Busque el acompañamiento de la familia y los amigos en sus esfuerzos para adelgazar. Va a sentir que es más simple llevar a cabo cambios en el estilo de vida si tiene personas con las que puede comentar y la tienen la posibilidad de apoyar. Quizás tenga camaradas de trabajo o vecinos con misiones semejantes y juntos tienen la posibilidad de comunicar recetas y llevar a cabo un plan de ejercicios en grupo.

Además puede ser útil sumarse a un grupo de acompañamiento para adelgazar o averiguar con un profesional de la salud, como un dietista certificado.

PASO 5: LLEVE UN RASTREO CONTINUO DE SU AVANCE.

Revise las misiones que se ha propuesto (en el paso 3) y evalúe su avance en forma regular. Si se puso la misión de caminar todas las mañanas pero se le hace complicado llevarlo a cabo antes de proceder a trabajar, considere cambiar su horario de trabajo o intente proceder a caminar en el momento del almuerzo o luego del trabajo. Evalúe qué partes de su plan trabajan bien y cuáles requieren cambios. Después re-escriba sus misiones y su plan según esta evaluación.

Si está logrando sus misiones de forma recurrente, continúe añadiendo misiones para continuar en el sendero del triunfo.

¡Premie sus logros! Dele valor a sus logros y enorgullézcase de su avance. Use como incentivos premios que no estén relacionados con la comida, como regalarse un ramo de flores frescas, salir con sus amigos para ir entrenar un deporte o darse un baño relajante en la tina. Los incentivos mantienen la razón en su sendero hacia una aceptable salud.

Capítulo Extra: Beneficios del ayuno intermitente combinado con una dieta cetogénica

A simple vista, la dieta Keto y el ayuno intermitente no se ve que tengan bastante parecido. Una cambia completamente lo que comes (la dieta Keto supone comer primordialmente grasas saludables, con escasas proteínas y carbohidratos), y la otra cambia cuándo comes (el ayuno intermitente frecuenta lograr que no comas a lo largo de 16 horas al día, pero puedes comer lo que desees a lo largo de ocho).

Pero tienen una cosa en común: la cetosis. El estado en el que el cuerpo comienza a quemar grasas para hallar energía en vez de hidratos de carbono se puede hallar de dos formas.

Entonces tiene sentido que se relacionen ocasionalmente, pero ¿si las sigues simultáneamente podrías quemar más grasa o es una costumbre todavía más restrictiva que continuar solo la dieta cetogénica?

¿Por qué llevar a cabo ayuno intermitente con la dieta keto?

El ayuno intermitente podría contribuir al desarrollo de quemado de la dieta Keto. El ayuno intermitente puede achicar los escenarios de azúcar en la sangre, lo que puede lograr que se potencie o aumente la cetosis cuando alguien por el momento no lo sigue, entre otras cosas, cuando se deja de continuar la dieta.

Ten presente que aunque cueste continuar la dieta Keto, es todavía más complicado llevar a cabo ayuno intermitente en conjunción con esta dieta. A menos que mezclarlos vaya bien con tu estilo de vida y sea algo a eso que te consigas poner en una situación comprometedora, no va a ser sostenible.

¿Qué debo tomar?

Con mi vivencia de muchos años de exploración profunda sobre el examen del accionar del cuerpo humano y sus reacciones antes diferentes estilos de nutrición, la preferible sugerencia que le puedo sugerir a mis leyentes es buscar información más profunda sobre el ayuno intermitente para que así comprendan por ustedes mismos los reales provecho de agrupar los dos estilos de vida.

Haz click aquí para que vayas al libro de ayuno intermitente que te recomiendo.

Conclusión

Ya hace un largo tiempo la dieta keto tomó fuerza en el planeta y fue toda una revelación cuando una amiga que juró que jamás probaría una dieta en su historia, se encontraba realizando keto, sabía que el plan de nutrición había superado las tendencias.

La "dieta cetogénica" o "dieta Keto", es un plan de nutrición que radica en reducir los hidratos de carbono y incrementar las grasas para lograr que tu cuerpo, use la grasa como una fuente de energía, más allá de que el cuerpo y las pretensiones de cada individuo son sutilmente diferentes.

Lo creas o no, keto fue creada para contribuir a la gente que sufren de trastornos convulsivos, lo cual te aclaré al comienzo del libro. Esto se origina por que las cetonas como otra sustancia química producida por la dieta, llamada ácido decanoico, tienen la posibilidad de contribuir a reducir las convulsiones.

Pero la gente que han comenzado a continuar la dieta keto notaron disminución del peso por algunas razones: "cuando consumes hidratos de carbono, tu cuerpo retiene líquidos para guardar hidratos de carbono en busca de energía (ya sabes, suponiendo que lo necesites). Pero cuando no tienes bastante en el departamento de hidratos de carbono, pierdes este peso de agua", dice Warren. Además, es simple consumir hidratos de carbono, pero si te estás llenando de grasa, puede contribuir a frenar los antojos porque te mantienen satisfecha.

Eso, más visto que la cetosis alienta a tu cuerpo a quemar grasa, supone que puedes finalizar con una disminución del peso exagerada.

¿Qué puedo aguardar en la dieta de keto?

Los resultados positivos de la dieta Keto o alguna dieta alta en grasas saludables se expresan de bastantes diferentes formas. He visto pacientes que mejoraron drásticamente sus inconvenientes de hipertensión, mal en las articulaciones, y hasta su nivel de concentración con dietas altas en grasas. La grasa contribuye a desinflamar las articulaciones, nutre el corazón, la piel, y el cerebro. El cerebro humano está compuesto 60% mínimo de grasa y por eso es primordial que consumamos comestibles grasosos para mejorar el fluido sanguíneo a nuestros cerebros.

Conocer realmente bien tu cuerpo antes de comenzar

Puede ser muy dañina para personas normales que desean adelgazar y no consultan con un experto dietético sobre sus misiones. Es primordial que la persona que está teniendo en cuenta llevar a cabo la dieta Keto esté informada sobre la consistencia calórica de cada comida que está incluida en la dieta. Un apunte fundamental que todos debiéramos entender es que cada gramo de carbohidrato tiene dentro 4 calorías, cada gramo de proteína tiene dentro 4 calorías además, y cada gramo de grasa tiene dentro más del doble de calorías, nueve en total. Eso significa que las grasas siempre van a ocupar bastante menos espacio en el estómago que los hidratos de carbono o la proteína. Por eso bastante gente que intentan achicar su consumo calórico mientras forman parte en la dieta Keto tienen una sensación de hambre muchísimo más alta de lo común.

No es sugerida para personas que estén tomando medicamentos, que tienen cálculos biliares, o inconvenientes con los riñones. Tampoco es sugerida para la gente que jamás tuvieron un nutricionista. Todos poseemos una tasa metabólica basal diferente y quemamos diferentes proporciones de calorías en relación de nuestro nivel de educación física. Si no poseemos un plan con misiones calóricas particulares y no poseemos un experto chequeando nuestro avance, es muy simple estancarse si no nos encontramos todo el tiempo modificando nuestros proyectos alimenticias mientras vaya modificando nuestro cuerpo.

¿Vale la pena?

¡Por supuesto que sí! En diversos estudios se probó la efectividad de la dieta cetogénica con dietas no cetogénicas para adelgazar, y se comprobó que las dos tienen semejante encontronazo sobre la intensidad del peso perdido si tienen similar aporte calórico, aunque la dieta cetogénica en algunas ocasiones mostró un efecto levemente superior.

Además, la dieta cetogénica, en contraste con lo que varios creen, mejoró el perfil lipídico al achicar los escenarios de triglicéridos, de colesterol total e aumentar levemente el colesterol HDL. Sin embargo, no modificó los escenarios de colesterol LDL y también en varias indagaciones se vio un aumento de sus cantidades.

Algo primordial en las dietas cetogénicas es el estado diferente que produce la circulación de cuerpos cetónicos en el organismo y que apoya la sepa de hambre, lo cual incentiva sin lugar a dudas la disminución del peso al achicar las ingestas alimentarias y además, tiene más grande poder satisfactorio dada la enorme presencia de proteínas y grasas que son menos simples de digerir que los hidratos.

Finalmente, más allá de que se conoce que con las dietas cetogénicas se puede perder más peso y se consigue achicar grandemente la proporción de grasa del organismo, en algunos estudios se comprobó que la masa muscular se sostiene, en tanto que difícilmente se consigue un incremento con esta clase de dietas.

¿Qué tienes que tomar de este libro?

Al instante de que hayas terminado de leer todo este riguroso trabajo de exploración, habré cumplido la promesa que te hice al inicio, en la cual expresé que te daría todas las utilidades y los entendimientos necesarios para que pudieras incursionar de manera correcta en el estilo de la dieta cetogénica para que comiences a disfrutar de todos los beneficios que esta tiene para ti. Muchas gracias por haber leído todo este texto y quisiera que tomes todos los entendimientos que intente plasmarte durante estos capítulos.

El final... ¡casi!

Las opiniones no son fáciles de obtener. Como autor independiente con un pequeño presupuesto de marketing, confío en lectores, como usted, para dejar una breve reseña en Amazon.

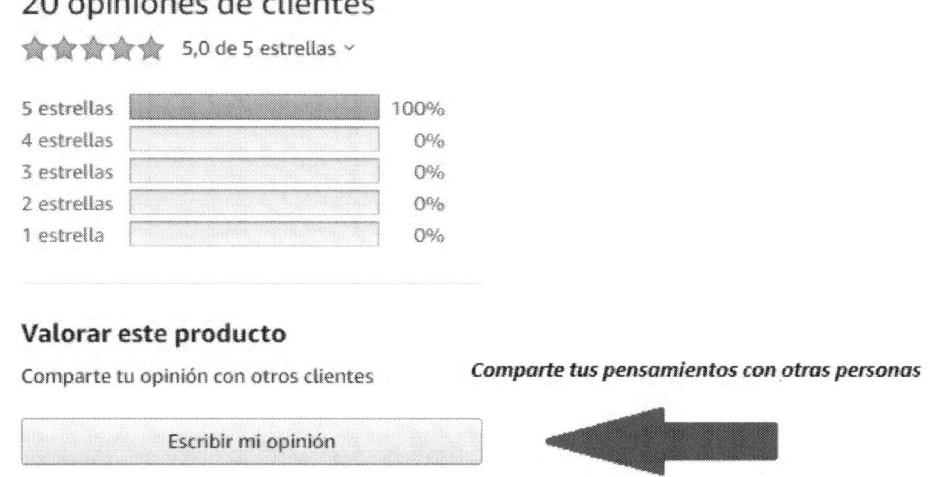

Entonces si has disfrutado el libro, por favor...

deja una reseña rápida en Amazon.

Aprecio mucho su opinión, ya que realmente marca la diferencia. Gracias desde el fondo de mi corazón por comprar este libro y leerlo hasta el final.

Lista de referencias

1. 24horas.cl. (2019, 12 septiembre). Dieta Cetogénica : Mitos y verdades del régimen más comentado hoy en día. Recuperado 7 octubre, 2019, de https://www.24horas.cl/tendencias/salud-bienestar/dieta-cetogenica--mitos-y-verdades-del-regimen-mas-comentado-hoy-en-dia-3592503
2. Alimente.el. (2019, 22 julio). alimentos permitidos. Recuperado 7 octubre, 2019, de https://www.alimente.elconfidencial.com/nutricion/2019-07-22/dieta-cetogenica-alimentos-permitidos-prohibidos_2133683/
3. Andreina Perez Vicentini, A. N. D. R. E. I. N. A. P. E. R. E. Z. V. I. C. E. N. T. I. N. I. (2018, 9 mayo). Introducción a la dieta cetogénica o dieta Keto - Dietistas Nutricionistas Madrid ▷ Planes Intensivos. Recuperado 7 octubre, 2019, de https://fitnatura.com/blog/introduccion-a-la-dieta-cetogenica-o-dieta-keto/
4. Clarín.com. (2019, 1 agosto). 7 beneficios de la dieta ceto, que no tienen que ver con perder peso. Recuperado 7 octubre, 2019, de https://www.clarin.com/buena-vida/beneficios-dieta-ceto-ver-perder-peso_0_r1T6a6Ld7.html
5. Conocer autor, C. A. (2019, 24 julio). ▷ Alimentos en la dieta cetogénica ☆ ¡LOS SÚPER QUEMA-GRASA! Recuperado 7 octubre, 2019, de https://mhunters.com/es/blog/alimentos-para-una-dieta-cetogenica/
6. Darío Pescador, D. P. (2017, 19 agosto). Qué ocurre con tu cuerpo cuando dejas el azúcar. Recuperado 7 octubre, 2019, de https://www.eldiario.es/tumejoryo/comer/ocurre-cuerpo-dejas-azucar_0_677183024.html
7. Diana, D. (2019, 6 octubre). Alimentos permitidos dieta cetogénica: tu lista completa | Keto and Me. Recuperado 7 octubre, 2019, de https://ketoand.me/alimentos-permitidos-en-la-dieta-cetogenica-tu-lista-completa/
8. Dieta Cetogénica: Orígenes, alimentos y análisis nutricional - Blog | NutriMax 24. (s.f.). Recuperado 7 octubre, 2019, de https://www.nutrimax24.com/ve/entradas-de-blog/dieta-cetogenica-origenes-alimentos-y-analisis-nutricional

9. DietDoctor. (2019, 5 julio). recetas cetogénicas. Recuperado 7 octubre, 2019, de https://www.dietdoctor.com/es/keto/recetas-cetogenicas
10. Dr. Andreas Eenfeldt, A. E. (2019a, 4 octubre). La dieta cetogénica para principiantes – Diet Doctor. Recuperado 7 octubre, 2019, de https://www.dietdoctor.com/es/keto
11. Dr. Andreas Eenfeldt, A. E. (2019b, 4 octubre). Verduras bajas en carbohidratos: las mejores y las peores - Diet Doctor. Recuperado 7 octubre, 2019, de https://www.dietdoctor.com/es/keto/verduras
12. El Tribuno. (2019, 15 julio). Mitos y verdades sobre la dieta cetogénica. Recuperado 7 octubre, 2019, de https://www.eltribuno.com/salta/nota/2019-7-14-18-27-0-mitos-y-verdades-sobre-la-dieta-cetogenica
13. Elena Martínez Blasco, E. M. B. (2019, 18 septiembre). Aprende a beber agua correctamente y mejorará tu.... Recuperado 7 octubre, 2019, de https://mejorconsalud.com/aprende-beber-agua-correctamente-y-mejorara-tu-salud/
14. Esto le sucede a tu cuerpo cuando dejas de comer azúcar por un mes | Familias. (2016, 11 octubre). Recuperado 7 octubre, 2019, de https://www.familias.com/esto-le-sucede-a-tu-cuerpo-cuando-dejas-de-comer-azucar-por-un-mes/
15. Gabriela Gottau, G. G. (2019, 30 mayo). Dieta keto para adelgazar: un menú semanal completo con un montón de ideas. Recuperado 7 octubre, 2019, de https://www.vitonica.com/dietas/dieta-keto-para-adelgazar-menu-semanal-completo-monton-ideas
16. IntroducciÃ³n a las dietas cetogÃ©nicas. (s.f.). Recuperado 7 octubre, 2019, de http://www.elcorredorerrante.com/2014/12/introduccion-las-dietas-cetogenicas.html
17. Juan Armando Corbin, J. A. C. (2019, 5 octubre). 15 consejos para acelerar el metabolismo y adelgazar cómodamente. Recuperado 7 octubre, 2019, de https://psicologiaymente.com/nutricion/consejos-acelerar-metabolismo-adelgazar
18. Marcos - Fitness Revolucionario, M. F. T. (2019, 26 julio). Mi plan cetogénico, menús de ejemplo y la necesidad de incluir desafíos ★ Fitness

Revolucionario. Recuperado 7 octubre, 2019, de https://www.fitnessrevolucionario.com/2017/01/29/plan-cetogenico/
19. Naturarla. (2015, 25 marzo). Comer despacio, principio de una buena digestión y una buena dieta. Recuperado 7 octubre, 2019, de https://www.naturarla.es/comer-despacio-principio-de-una-buena-digestion-y-una-buena-dieta
20. Nelson Razo, N. R. (2019, 24 abril). La Dieta Cetogénica, mitos y realidades. Recuperado 7 octubre, 2019, de http://cuidatehoy.com/la-dieta-cetogenica-mitos-y-realidades/
21. News-Medical. (2018, 23 agosto). Ketogenic Diet Side Effects. Recuperado 7 octubre, 2019, de https://www.news-medical.net/health/Ketogenic-Diet-Side-Effects.aspx
22. News-Medical, N. M. (2019, 27 febrero). Historia de la dieta quetogénica. Recuperado 7 octubre, 2019, de https://www.news-medical.net/health/History-of-the-Ketogenic-Diet-(Spanish).aspx
23. Para comenzar: ¡No es una dieta, es un estilo de vida! | Peso Saludable | DNPAO | CDC. (s.f.). Recuperado 7 octubre, 2019, de https://www.cdc.gov/healthyweight/spanish/losingweight/gettingstarted.html
24. Rudy Mawer, MSc, CISSN, R. M. (2019, 11 febrero). Dieta cetogénica: Una guía detallada para principiantes sobre la dieta cetogénica. Recuperado 7 octubre, 2019, de https://www.healthline.com/health/es/dieta-cetogenica
25. Santiago Campillo, S. C. (2019a, 12 febrero). Dieta cetogénica para bajar de peso: la ciencia te explica por qué funciona. Recuperado 7 octubre, 2019, de https://www.vitonica.com/dietas/dieta-cetogenica-para-bajar-peso-ciencia-te-explica-que-funciona
26. Santiago Campillo, S. C. (2019b, 12 febrero). Dieta cetogénica para bajar de peso: la ciencia te explica por qué funciona. Recuperado 7 octubre, 2019, de https://www.vitonica.com/dietas/dieta-cetogenica-para-bajar-peso-ciencia-te-explica-que-funciona
27. Telemundo. (2019, 19 febrero). Todo lo que debes saber sobre la dieta Keto: riesgos, beneficios y alimentos. Recuperado 7 octubre, 2019, de

https://www.telemundo.com/lifestyle/2019/02/19/todo-lo-que-debes-saber-sobre-la-dieta-keto-riesgos-beneficios-y-alimentos

28. Tua Saúde, T. S. (2019a, 20 septiembre). 5 consejos fáciles para bajar de peso y perder barriga. Recuperado 7 octubre, 2019, de https://www.tuasaude.com/es/consejos-para-adelgazar-y-perder-barriga/
29. Tua Saúde, T. S. (2019b, 23 agosto). Alimentos permitidos y prohibidos en la Dieta Cetogénica.
30. Recuperado 7 octubre, 2019, de https://www.tuasaude.com/es/dieta-cetogenica/
31. Tua Saúde, T. S. (2019c, 5 julio). Menú ejemplo de 3 días de la Dieta Cetogénica. Recuperado 7 octubre, 2019, de https://www.tuasaude.com/es/bajar-de-peso-con-dieta-cetogenica/

Made in the USA
Middletown, DE
01 February 2020